O IMPOSSÍVEL É APENAS O COMEÇO

SILVANO RAIA

O IMPOSSÍVEL É APENAS O COMEÇO

Labrador

Coordenação editorial Pamela J. Oliveira
Assistência editorial Vanessa Nagayoshi, Leticia Oliveira
Direção de arte e capa Amanda Chagas
Projeto gráfico Vinicius Torquato
Diagramação Emily Macedo Santos
Preparação de texto Iracy Borges
Revisão Gleyce F. de Matos, Maria Emília Bender,
Maria Thereza Pinheiro Almeida, Stephanie Matos de Lima
Imagens de miolo e capa Acervo pessoal

Dados Internacionais de Catalogação na Publicação (CIP)
Jéssica de Oliveira Molinari - CRB-8/9852

Raia, Silvano

O impossível é só o começo / Silvano Raia.
São Paulo : Labrador, 2025.
276 p.

Bibliografia
ISBN 978-65-5625-938-3

1. Médicos – Brasil – Biografia 2. Raia, Silvano - Autobiografia
I. Título

25-3183 CDD 926.1

Índice para catálogo sistemático:
1. Médicos – Brasil – Biografia

Labrador

Diretor-geral Daniel Pinsky
Rua Dr. José Elias, 520, sala 1
Alto da Lapa | 05083-030 | São Paulo | SP
contato@editoralabrador.com.br | (11) 3641-7446
editoralabrador.com.br

A todos que me amaram e me inspiraram amor.

SUMÁRIO

PREFÁCIO

Fiquei muito honrado pelo convite para escrever alguns comentários iniciais a respeito da biografia de um grande médico e amigo, Silvano Raia, com quem ao longo de mais de três décadas tive o privilégio de conviver e, sobretudo, de aprender.

Em 1971, quando ingressei na Faculdade de Medicina da Universidade de São Paulo, ele já havia voltado de Londres, onde obteve o título de PhD, e começava a estruturar a Unidade de Fígado do Hospital das Clínicas, que alunos como eu chamávamos de Nasa, tão avançado era seu conceito e tão sofisticados seus equipamentos e instalações.

Silvano Raia sempre foi um idealista, sempre à frente de seu tempo, vislumbrando o futuro da medicina e antecipando as iniciativas necessárias para se situar na vanguarda da ciência. Nesse aspecto ele é incansável, como atesta seu projeto para desenvolver o xenotransplante no Brasil — aos 94 anos, ele o lidera com a energia de um recém-formado!

Uma de suas grandes virtudes é a capacidade de formar equipes e agregar valores; basta ver o time, o *dream team* da hepatologia que formou para o estabelecimento da Unidade de Fígado do HC: Luiz Caetano da Silva, Luiz Carlos Gayotto, Sergio Mies, Dalton Chamone e Jorge Kalil Filho. Todos eles mais tarde notabilizados como professores da faculdade, três dos quais titulares. Eu mesmo tive a oportunidade de integrar sua equipe como radiologista, acompanhando casos de transplante de fígado, inclusive o primeiro da América Latina com doador falecido, em 1985.

A realização do primeiro transplante de fígado intervivos do mundo representa o que melhor define Silvano: atingir o impossível. A técnica, estudada e desenvolvida após uma longa jornada experimental e clínica; as respostas para as sensíveis questões éticas; a seleção dos pacientes — tudo muito difícil, mas não impossível para ele. Hoje sua técnica salva a vida de centenas de milhares de candidatos a transplante de fígado, sobretudo na Ásia e no Oriente Médio, onde princípios religiosos e tradicionais proíbem a retirada de órgãos de doadores falecidos.

O prof. Silvano Raia sempre inspirou minha carreira e tentei seguir seus passos. Fomos diretores da Faculdade de Medicina, separados por vinte anos — ele, de 1982 a 1986, e eu, em meu primeiro mandato, de 2002 a 2006. Ele criou a Fundação Faculdade de Medicina, fundamental para o desenvolvimento do complexo Hospital das Clínicas, enquanto eu, como diretor, fui responsável pelo restauro e a modernização do prédio histórico, projeto bem-sucedido graças ao seu incentivo e apoio.

Inspirado pela criação da Unidade de Fígado, acabei criando o Instituto do Câncer (Icesp). Silvano foi buscar a fronteira do xenotransplante; e eu, a criação do *hub* de inovação do HC, o Inova HC. Ambos tivemos passagem pelo governo; ele como secretário de Paulo Maluf; e eu, de Geraldo Alckmin.

Em 2017, tive a honra de ser recebido pelo acadêmico Silvano Raia como membro titular da Academia Nacional de Medicina, na cadeira de Vital Brazil. Ele, meu padrinho, fez um primoroso discurso, demonstrando todo seu conhecimento e erudição. Nunca esquecerei desse momento e da generosidade de suas palavras.

Poderia ainda descrever inúmeras realizações desse notável cirurgião e pesquisador, mas reservo essa conclusão à lembrança das inúmeras conversas que sempre tivemos, em busca de soluções para nosso complexo sistema de saúde, ensino, pesquisa, assistência e inovação. O mais importante para mim foi poder ter desfrutado do convívio, da amizade e das ideias dessa figura excepcional da medicina brasileira.

Giovanni Cerri
Professor de radiologia da Faculdade de Medicina da USP e presidente do conselho do InovaHC.

NOTA PRÉVIA

Escrevi estas memórias movido pelo desejo de ressaltar algumas condutas e hábitos que permitiram a realização de projetos de sucesso que se destacaram em seu momento – nada é impossível desde que planejado com objetividade e realizado com determinação.

Relato experiências pessoais, profissionais e emocionais. Valorizo a importância do convívio com o corpo docente da Faculdade de Medicina da Universidade de São Paulo (FMUSP), à qual me dediquei em tempo integral desde minha formatura até minha aposentadoria compulsória, 49 anos depois. Chamo a atenção para o papel fundamental exercido pelos professores na minha formação, principalmente Edmundo Vasconcelos, por muitos considerado o cirurgião mais completo de sua geração.

Falo de minha dedicação ao desenvolvimento da cirurgia do fígado, inexistente quando me formei, e da relevância do trabalho em equipe que em apenas uma geração permitiu a realização e a difusão do transplante desse órgão no Brasil e até mesmo o primeiro transplante intervivos da literatura.

Defendo o trabalho em equipe, no qual cada um lidera a área que mais conhece, cabendo ao chefe conduzir todos a um objetivo comum. É uma liderança que se contrapõe à do *magister dixit* – "o chefe falou, está falado" –, na qual fui formado, sem espaço para discussão.

Intercalo trechos da minha vida pessoal – registro momentos de amor, alegria, decepção e tristeza, que acabaram resultando em propulsores de progresso. Procurei dividir o livro em capítulos; no entanto, nem sempre o nome do capítulo condiz com o que vem depois, já que minhas memórias se entrelaçam e a escrita delas reflete essa trama. Peço desculpas ao leitor mais sistemático, mas foi pensando nele que inseri uma cronologia ao final do volume.

Termino com algumas sugestões, das quais uma me é particularmente cara. Refiro-me ao ensinamento de Sêneca, que valoriza a definição de objetivos: "Não existe vento favorável para o marinheiro que não sabe para onde vai".

Em resumo, estas memórias pretendem mostrar a força da determinação para atingir o aparentemente impossível.

INTRODUÇÃO

Em maio de 2024 minha vida passou por um momento excepcional.

Depois de quase setenta anos como médico, me tornei um paciente que inspirava muitos cuidados, a ponto de ficar três meses hospitalizado para debelar uma agressiva covid-19 que me assolou, ainda que tivesse seguido à risca todas as recomendações para evitar o vírus. Acontece.

A recuperação foi ainda mais longa que os meses de internação. Aos 93, 94 anos, o corpo já não responde com a rapidez de antes. Mas consegui superar o bendito e estou aqui para honrar a longevidade da família: meu pai morreu aos 100 anos; um primo, também médico, morreu aos 107; e uma prima, aos 103. Como nunca fui homem de pouca ambição, estou feliz de ainda poder contar com um tempo precioso pela frente. Essa idade me permite fazer minhas as palavras do artista David Bowie: "Envelhecer é um processo extraordinário em que você se torna a pessoa que sempre deveria ter sido".

Assim, foi nesse período de repouso em casa, convalescendo, que decidi atender a um meu desejo há muito manifestado: relatar como transformar sonhos em objetivos, definindo projetos, dedicando-me com afinco para realizá-los e, quando for o caso, alcançando o impossível. Ao fazê-lo, atendo também ao pedido de minhas duas filhas e meus quatro netos, endossado por alguns amigos generosos convencidos de que o relato da minha vida seria interessante para outras pessoas fora do âmbito médico. Comecei então a conjecturar a que público minha história poderia ter alguma valia.

Naturalmente me vieram à mente estudantes de medicina, futuros médicos e cirurgiões que poderiam tirar algum proveito da minha experiência. Depois pensei melhor e cheguei à conclusão de que não queria fazer um livro apenas de iniciação à cirurgia do fígado, já que havia publicado vários trabalhos e teses sobre minhas contribuições mais importantes. E, afinal, um homem não é só sua profissão. A vida extramuros, para além da sala cirúrgica e do laboratório, ajuda a moldar o ser humano que é o profissional. Então resolvi vasculhar a memória em busca do tempo passado também fora da Faculdade de Medicina e do Hospital das Clínicas da FMUSP (HCFMUSP). Fiquei contente com o que encontrei. Por exemplo, o episódio que envolve um cavalo de nome Xangai foi um dos que me ajudaram a ser quem eu sou hoje.

Nos anos 1950, quando os jogos universitários Mac-Med – competição que incluía várias modalidades esportivas disputadas entre os estudantes da medicina da USP e os da engenharia do Mackenzie – acirravam paixões e eram notícias nos jornais, eu me apresentei para ser um dos representantes da equipe da medicina em hipismo, após uma sequência de cinco anos na qual o vencedor da competição poliesportiva havia sido o Mackenzie. Logo eu, um cavaleiro no mínimo inexperiente, se é que chegava a tanto, que havia montado apenas alguns pangarés em fazendas de amigos.

Bem, como já disse que não sou de me conformar com pouco, consegui, depois de azucrinar meio mundo, competir com o melhor cavalo da Polícia Militar de São Paulo, o Xangai. Pensando melhor, se o glorioso Xangai pudesse ter uma ideia das qualificações em hipismo de quem o montaria, ele talvez se recusasse a participar dessa competição...

Tudo começou quando passei a frequentar o Batalhão de Cavalaria da Força Pública situado em frente à Escola Politécnica da USP, que na ocasião ficava no bairro do Bom Retiro, perto da avenida Tiradentes. A sede, que continua no mesmo local, ocupava um grande quarteirão, na sua maior parte destinado a um campo de provas de salto equestre. Eu tentava alguns saltos mais simples, previsivelmente com pouquíssimo sucesso. A despeito de meu fraco desempenho, consegui que acrescentassem uma prova de saltos equestres na Mac-Med de 1955, naquele que era meu quinto ano da faculdade.

Para meu infortúnio, soube que o aluno do Mackenzie que seria um dos meus concorrentes possuía uma égua de salto excepional, de nome Frida, e era exímio cavaleiro, um campeão na modalidade. Foi então que me dei conta do risco de competir com uma dupla de excelência: estava numa enrascada, arriscando minha reputação de esportista. Achei que precisava de reforço, e esse reforço atendia pelo nome de Xangai, o melhor cavalo de salto do regimento.

Agendei um encontro com o coronel-chefe do batalhão para pedir uma autorização para montar o Xangai na prova. Recebi um sonoro "não": o oficial alegou (não desprovido de razão...) que, dada a minha inexperiência, o animal poderia sofrer algum ferimento durante a competição, o que acarretaria sua demissão do comando do regimento...

Desistir não é nem nunca foi minha especialidade. Tanto fiz que consegui a autorização, mas com duas condições: eu só montaria o Xangai no dia da prova e teria de seguir as instruções do sargento Martelo – esse, sim, homem de experiência equestre comprovada. Mal sabia o sargento que um de seus conselhos me faria vencer a competição e me acompanharia por toda a vida.

As instruções foram as seguintes: "Levante-se da sela apoiando-se firme nos estribos, aproxime sua boca da orelha direita do cavalo e repita, antes de cada obstáculo, 'Vai, Xangai!'. Mas o mais importante: não olhe para o obstáculo que está saltando e sim para o seguinte. Desse modo você vai dirigir a inclinação de seu corpo e do corpo do Xangai de forma a facilitar a ultrapassagem do obstáculo seguinte".

E Xangai e eu fomos, e vencemos a modalidade de hipismo e a Mac-Med daquele ano, derrotando um excelente atleta do time adversário, para absoluta perplexidade dos espectadores. E, confesso, minha também. Confirmei mais uma vez que os *impossible dreams* são realizáveis desde que nos organizemos para alcançá-los.

Desse acontecimento tirei uma lição que levei para a vida: sempre olhar adiante, sempre para o próximo obstáculo e, na ausência do Xangai, confiar na minha própria intuição e impulsividade e, quando oportuno, compartilhá-las com os colegas de equipe.

E é essa história que quero dividir com os meus leitores.

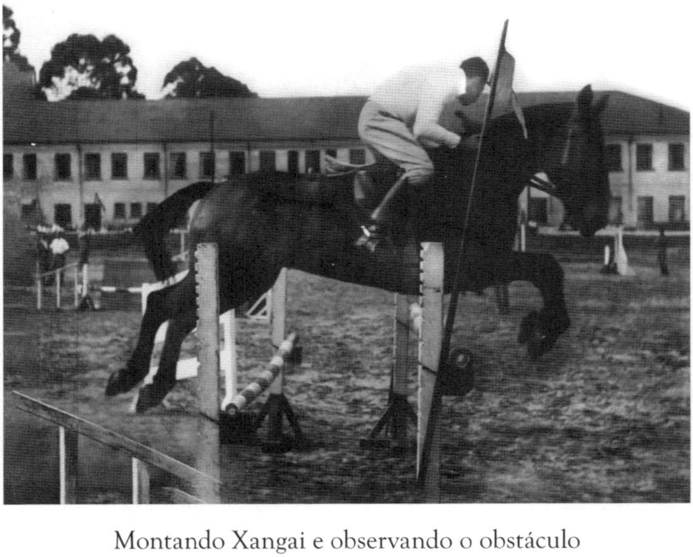

Montando Xangai e observando o obstáculo seguinte, durante a competição da Mac-Med.

1

INFÂNCIA

Entre o final do século XIX e o começo do século XX, sete milhões de italianos deixaram sua pátria recém-unificada. Meu pai, Paulo Raia, foi um deles. Filho de um modesto proprietário de terras em Viggiano, província de Potenza, ele teve seu destino moldado pelo pai, Francesco Antonio.

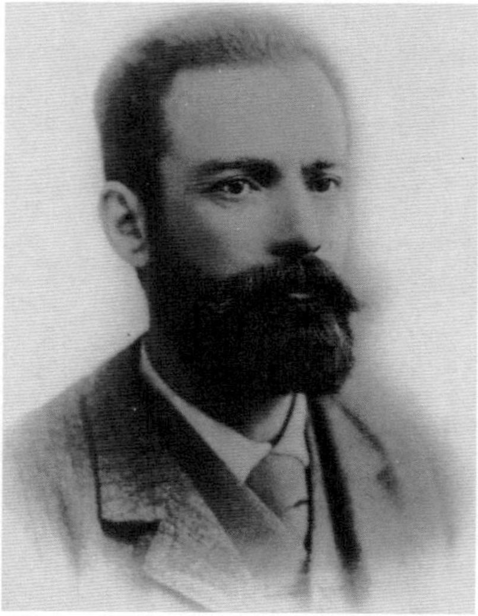

Meu avô Francesco Antonio Raia.

O casamento de Francesco Antonio e Maria Antonia, que então tinha apenas 14 anos, gerou 21 filhos, dos quais vingaram catorze. Nada disso era incomum naquela época e naquela região, nem a idade da noiva, nem a prole numerosa. Tampouco era extraordinária a falta de recursos entre aquela gente do sul atrasado e agrícola – a Basilicata –, muito diferente do norte industrializado. Éramos *terroni*, como assim nos chamavam os meridionais – gente da terra, camponeses.

Meu avô sabia que se sua fazendola fosse a única herança a ser repartida entre seus tantos filhos, a eles só lhes restaria a pobreza. Por isso, quando o mais velho, Giovanni Baptista, completou 16 anos, Antonio o abençoou, deu-lhe uma nota de cinquenta dólares, uma roupa nova e uma passagem de navio para o porto de Santos. Nunca soubemos por que o Brasil e não a alternativa óbvia, os Estados Unidos, a verdadeira América que prometia riqueza infinita (se bem que o *boom* do fluxo migratório para os Estados Unidos viria a ocorrer um pouco mais tarde...).

Assim, meu tio primogênito, Giovanni Baptista Raia, chegou em 1895 e se estabeleceu em Araraquara. Diferentemente de tantos conterrâneos que desembarcavam em Santos e iam para Araraquara, São Carlos e arredores, no centro do estado de São Paulo, e que eram encaminhados para a lavoura de café, Giovanni, mais tarde conhecido como João, ficou na cidade e em 1905 abriu uma farmácia despretensiosa, que num futuro ainda distante se tornaria a rede Raia Drogasil, hoje RD Saúde.

Em 1908, dezessete anos depois da vinda de meu tio, chegou meu pai, ele também com cinquenta dólares no bolso da roupa nova, que não vestiu durante a viagem para poder desembarcar elegante no porto de Santos. Foi atrás do irmão e começou a trabalhar na farmácia.

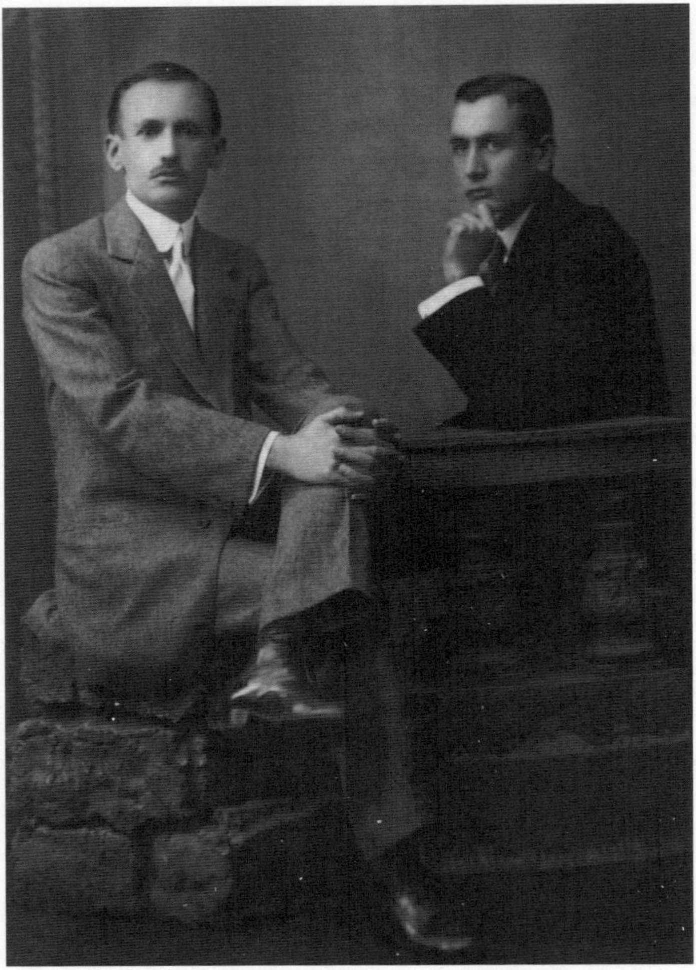

À esquerda, meu tio, Giovanni Baptista Raia;
e à direita, meu pai, Paulo Raia.

Seu objetivo de "fazer a América" era mais ambicioso do que o da maioria de seus patrícios. Ele não queria apenas ganhar dinheiro: queria ser médico. E médico-cirurgião. Para tanto teria de vencer obstáculos enormes, como a barreira da língua e a defasagem escolar. Que conhecimentos tinha um jovem de 18 anos que falava o dialeto lucano e cuja escolarização era precária? Mas Paulo não se intimidou. Trabalhava de dia na farmácia e à noite frequentava escolas que visavam integrar os imigrantes ao novo país. Onde houvesse um italiano imigrante, havia um cursinho. Ele estudou muito e acabou chegando aonde queria — foi aceito na Faculdade de Medicina da Bahia, fundada por Dom João VI, uma das duas únicas escolas superiores que ofereciam a graduação em medicina (a outra era no Rio de Janeiro). E lá foi ele para Salvador, onde se formou com distinção.

Na volta, estabeleceu-se em São Paulo, a capital do estado. Foi trabalhar, como era esperado, no Hospital Umberto I, também conhecido como Hospital Matarazzo, que atendia os imigrantes italianos e seus descendentes. Num país até hoje carente de médicos, meu pai logo conseguiu fazer seu pé-de-meia. Os dissabores dos tempos de carestia em sua terra natal estavam no passado, mas ele não abandonara a ideia de que a terra garantia a riqueza. Uma vez *terrone*...

Entre comprar uma fazenda, como fizeram vários de seus colegas, o que o afastaria de seus pacientes, e adquirir terrenos numa cidade que ainda tinha apenas seiscentos mil habitantes mas não parava de crescer, ele investiu em terrenos. E aí fez a América realmente: comprou lotes em regiões que logo se tornariam cobiçadas e valorizadíssimas, como a praça da República e a avenida São João, na região central.

A valorização dessas propriedades foi tão grande que me permitiu trilhar a carreira acadêmica em regime de dedicação exclusiva ao longo de toda minha atividade profissional. Mas estou me adiantando...

Um dia meu pai foi chamado à casa da família Olita, imigrantes de Roma, gente citadina, mais refinada e de posses. Um dos dois filhos do casal Olita, Alberto, apresentava uma doença neurológica infecciosa (contraída na Primeira Guerra Mundial) que exigia cuidados. E foram tantas as visitas àquela casa que meu pai acabou conhecendo a irmã do paciente, minha mãe, Carolina Olita.

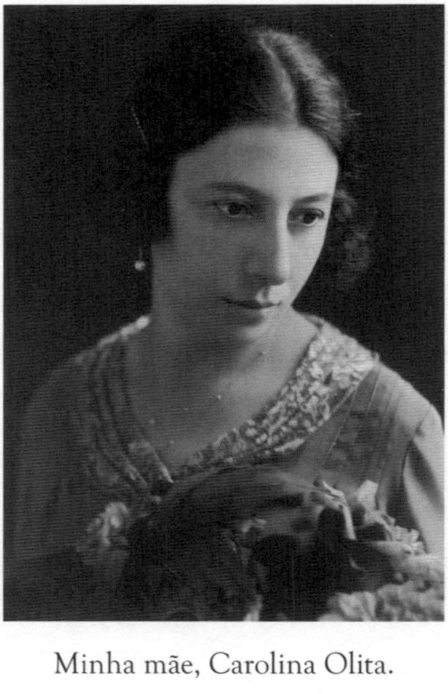

Minha mãe, Carolina Olita.

A unificação italiana verdadeira, entre o norte e o sul, fez-se para mim nesse casamento entre uma romana e um lucano. E surgiu a nova Itália com dois irmãos Raia: Aldo, que seria advogado; e eu, Silvano, médico.

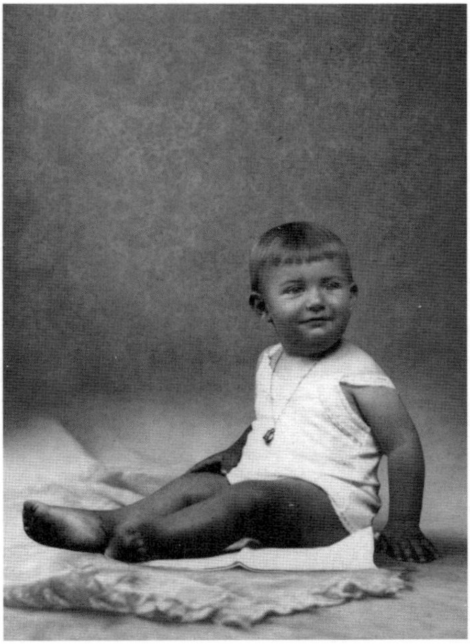

Eu, aos 3 anos.

Ser o segundo filho tem suas vantagens e desvantagens. Para compensar a atenção que meu pai reservava ao primogênito, minha mãe se desdobrava e eu era o filhinho querido, *il bimbo caro di mamma*. E essa *mamma* era realmente doce, carinhosa e querida. Havia uma disputa natural entre os irmãos, sem maiores traumas. Mas acontece que eu queria o olhar do meu pai, o que acabei enfim por conseguir. Tanto ele como minha mãe acreditavam que eu tinha um desenvolvimento precoce de inteligência.

Sabedor dessa suspeita, passei a me esmerar para confirmar a hipótese e merecer a atenção paterna. Bem, verdade seja dita: como já disse, nunca cultivei a timidez nem a modéstia...

Paulo, meu pai, como imigrante que prosperou estudando com afinco, e Carolina, culta e prendada – tocava piano muito bem –, prezavam a educação dos filhos e não poupavam esforços para fazer o que estivesse a seu alcance para atingir esse objetivo. E foi assim que desde pequenos começamos a conhecer o mundo. No início, por sorte, e depois por necessidade.

Em 1937, fomos passar dois anos na Itália, pois meus pais queriam nos apresentar nossas raízes e faziam questão de que aprendêssemos italiano. Enquanto meu pai seguia um curso de aperfeiçoamento no Ospedale Policlinico, em Roma, íamos duelando com a língua e nos inserindo no país que abraçava o fascismo. Por obrigação compulsória, me tornei *figlio della lupa*, e meu irmão, *balilla*, agremiações nos moldes do nosso movimento escoteiro, mas com uma orientação política que visava nos tornar seguidores das ideias de Mussolini. Felizmente isso não aconteceu. Dominamos a língua, que passei a falar fluentemente pelo resto da vida, e voltamos ao Brasil para retomar os estudos.

Aldo e eu fomos matriculados no Externato Ofélia Fonseca, uma escola de elite própria para a nossa idade e próxima da casa onde morávamos, na avenida Angélica. Nessa época eu cultivava certa timidez em relação às meninas que dividiam conosco os bancos escolares. Convivendo com apenas um irmão, eu não tinha o traquejo necessário para me enturmar com o sexo oposto – acredito que teria sido diferente se tivesse tido uma irmã e o convívio com suas amigas. Isso eu deduzo hoje, quase um século depois.

Terminado o curso primário, nos mudamos para a rua Bela Cintra, a três quadras do Colégio São Luís, instituição dirigida por jesuítas, onde cursamos a admissão e o ginásio.

Se a viagem anterior havia sido por gosto, a segunda foi movida pela necessidade. Meu irmão Aldo apresentou um deslocamento progressivo do globo ocular esquerdo, decorrente de um meningioma retro-orbitário que deveria ser extirpado por um neurocirurgião cerebral. Por várias razões, estava fora de questão realizar a cirurgia no Brasil. Meu pai correu atrás de indicações dos melhores cirurgiões e acabou chegando ao nome do prof. Manuel Malenchini, em Buenos Aires. Seguimos para a Argentina e lá passamos dois meses, sem, no entanto, obter nenhum resultado para o problema de Aldo. Meu pai então identificou dois especialistas, o dr. Hans Pappen, em Boston, e o dr. Richard Harris, na Califórnia. Embarcamos os quatro para os Estados Unidos.

Prevendo uma estadia longa, vendemos a casa em que morávamos.

Em 1946, já em Nova York, fui matriculado no Jackson College, comandado por jesuítas, como o Colégio São Luís. Meus pais e meu irmão foram a Boston consultar o prof. Hans Pappen. E aí ocorreu uma dessas coincidências da vida: o prof. Richard Harris, justamente um dos dois nomes que nos haviam sido recomendados, foi a um congresso em Boston e acabou sendo convidado pelo dr. Pappen para, juntos, realizarem a cirurgia no meu irmão. Dois entre os maiores especialistas em neurocirurgia cerebral unidos pelo caso do Aldo, uma coincidência dos deuses. A cirurgia foi um sucesso, embora o seguimento pós-operatório tenha sido longo. Por temor de uma recidiva, ficamos mais um ano em Nova York, a fim de que Aldo realizasse exames periódicos, que felizmente foram sempre negativos. Durante esse período, meu pai, claro, voltou sua atenção – médica e afetiva – para o meu irmão, o que me marcou psicologicamente e teve grande impacto na minha formação emocional, estimulando minha tendência de superação.

O adolescente de 15 anos que eu era queria tudo e mais, o amor incondicional do pai, um afeto que na verdade nunca estivera ausente. Eu não era maduro para processar aquela situação sem me sentir abandonado ou negligenciado. Para compensar (ou obter o que desejava), decidi que seria cirurgião, e mais importante do que ele. Eram arroubos da juventude, mas o desafio estava posto. Só muito mais tarde, quando resolvi me deitar no divã e fazer análise, pude destrinchar esse emaranhado de sentimentos.

2

ADOLESCÊNCIA

Ainda me restavam muitos e muitos anos pela frente para me igualar ao meu pai, mas o desafio autoimposto me fez bem. Quando voltamos da jornada nos Estados Unidos, fui rematriculado no São Luís e até o término do científico – os três anos subsequentes ao ginásio, voltados às ciências exatas e biológicas – me saí como um aluno de excelência, aquele que sempre conquista notas exemplares todos os meses, sendo indefectivelmente o primeiro da classe. Já era um bom começo.

Devo ao São Luís não só minha formação acadêmica, como também meu despontar social. Ao longo do ensino secundário, convivi com rapazes de classe social mais alta, um leve descompasso social que não me intimidou. Pelo contrário. Foi lá que consolidei amizades que me acompanharam a vida inteira, entre elas, destaco Julio Neves, mais tarde presidente do Museu de Arte de São Paulo (MASP) por catorze anos.

Julio chegava ao colégio a bordo de carros de luxo, dirigidos por um motorista. Eu ia a pé, pois minha casa ficava a quatro quadras do São Luís; ao retornar dos Estados Unidos, voltamos a morar na rua Bela Cintra, num endereço diferente do anterior, mas praticamente equidistante do colégio. Não chegar de carro ao colégio não era um problema. Só depois que mudamos para o Alto do Jabaquara, na zona sul da cidade, o carro passou a fazer parte da minha vida escolar.

Meu pai gostava de moradias grandes. Apesar de muito bem-sucedido, ele não podia se dar ao luxo de comprar uma casa com um belo terreno nos bairros mais próximos, nas vizinhanças do colégio, situado próximo à avenida Paulista. A casa no Jabaquara, localizada no centro de uma área arborizada, em 1981 acabou se tornando o Parque Municipal Lina e Paulo Raia. Eu mesmo pedi ao prefeito Celso Pitta que o inaugurasse. Até hoje o espaço, batizado com o nome dos meus pais, está aberto ao público.

A despeito de morar numa residência espaçosa e com uma bela área ao ar livre, pouco me interessei por esportes. Poderia ter praticado natação na piscina de casa, mas nem isso.

Não me destaquei em nenhuma modalidade na escola, *ça va sans dire*: se não aprendi a nadar, que dirá controlar uma bola de basquete na quadra?

A meu favor, devo dizer que fui um músico esforçadíssimo... Sob a batuta do padre alemão Walter Mariaux, eu tocava bumbo e tambor na pequena orquestra do colégio. Com meu entusiasmo costumeiro, na marcha triunfal da *Aída*, um dos números do nosso repertório, fui atacado pelos primeiros sintomas da síndrome de Xangai: me excedi na batida, muito mais enfática do que o necessário. O regente tentou de tudo para controlar meu ímpeto, até que perdeu a paciência e acertou meu tambor com sua baqueta, furando-o. Nem sempre o esforço é bem compreendido...

Meus verdadeiros talentos estavam em outro departamento. Desde o final do ginásio me revelei um emérito dissecador de sapos. Para quem, por razões inconscientes, tinha sido conduzido para a medicina, me apliquei bastante. Comprava sapos, os anestesiava e os dissecava em casa mesmo. Foi essa minha iniciação à cirurgia.

Uma única vez tropecei nas avaliações mensais e fiquei em quinto lugar entre todos da minha turma. Meu pai se recusou a assinar a caderneta que o colégio enviava todos os meses, informando à família o desempenho do aluno. Além de não vistar a caderneta, ele, furioso, a rasgou e vociferou: "Não é possível que existam quatro alunos mais inteligentes que você na sua classe!". Ouvi calado e tratei de recuperar minha posição no mês seguinte. Ser bom não era o bastante, era o mínimo. Eu precisava ser o melhor.

Contudo, não me furtava ao prazer de uma farra pelo fato de ser CDF. Mas vale dizer que era a farra permitida aos jovens paulistanos dos anos 1940, claro. Paulo, Julio e eu frequentávamos, entre outros, o Club Homs, na avenida Paulista, antigo grêmio da comunidade sírio-libanesa, palco de formatura de vários colégios femininos. Os bailes nos proporcionavam alguns flertes, às vezes um namorico, e nada mais do que isso. Havia rapazes que chegavam munidos de um alfinete enganchado na lapela, para, no momento da dança, espetar o colo da escolhida a fim de conferir se a saliência era carne ou o bojo do sutiã. A resposta vinha com o silêncio ou uma expressão de dor. Cafajestadas da época.

Maiores resultados tivemos com nossa paixão compartilhada: os carros. Era uma paixão cara, que exigia um capital de que não dispúnhamos. A saída foi convencer Julio a vender sua amada coleção de selos, herança do avô filatelista, em nome de um objeto de desejo comum aos três. Com o valor da venda, o máximo que conseguimos foi comprar um Austin 1935, azul-escuro (já estávamos em 1949). Nossa Clotilde, nome com o qual batizamos o calhambeque de quinze anos pouco afeito aos esforços, para não dizer preguiçoso, subia ladeiras íngremes de ré, porque nessas circunstâncias somente com a força da gravidade a gasolina do tanque chegava ao carburador. Outro problema era o combustível em si, caro em confronto com as nossas parcas mesadas. Foi minha vez de achar a solução. Aspirávamos, escondidos, o tanque do Packard 120 do meu pai.

Às vezes meu pai, com certeza ciente da estratégia, se queixava com minha mãe durante o jantar, quando estávamos Julio e eu, referindo-se ao Packard: "*Lina, questa machina spende troppo*". Graças à Clotilde o Packard levava a fama de gastar muita gasolina.

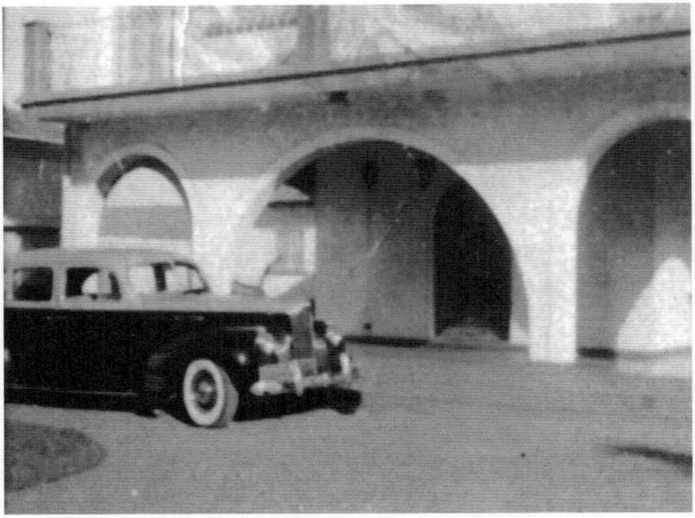

Packard 120 que "abastecia" Clotilde.

Ao concluir o científico, ganhei o prêmio São Luís, uma honraria de peso que o colégio conferia ao melhor aluno do curso. Dona Maria Maluf, mãe do Paulo, assistiu à cerimônia e, no final, quando estávamos reunidos, brincou com o filho: "Então, Paulo, o Silvano ganhou de você". Contrariado e despeitado, ele não se deu por vencido: "Claro, ele é puxa-saco, foi até coroinha!". Perdoei Paulo, pois, como eu, ele gosta da vitória, tem o gosto pelo desafio.

Bom, tudo dava a entender que meu caminho para o sucesso estava traçado. Não estava. Não passei no vestibular na primeira vez que prestei o exame para a Faculdade de Medicina da Universidade de São Paulo, FMUSP. Meu pai, inconformado, rasgou uma das minhas cadernetas e esbravejou: "*Maledetti preti!*", ou seja, "*Malditos padres!*". Fiz cursinho, redobrei os estudos e entrei. E aí começou minha longa história na medicina.

3

FACULDADE, PRIMEIROS ANOS

Em 1951, ingressei definitivamente na vida adulta quando passei a frequentar a Faculdade de Medicina da USP. Se o vestibular exigia muito empenho, o curso demandava um esforço ainda maior. Nossos professores estavam entre os melhores médicos do Brasil, e alguns deles, além do trabalho clínico, também eram pesquisadores. A excelência desse corpo docente nos colocava em contato com a comunidade internacional da medicina. Acompanhávamos a evolução e a revolução que ocorria nesse setor. Empolgado, me dispus a aprender tudo que me fosse oferecido, e, se tivesse chance, também estava motivado a contribuir.

Ainda careca — os calouros costumavam ter a cabeça raspada, hábito que me parece não ter se extinguido por completo nos dias de hoje —, prestei um concurso para ensinar zoologia no curso pré-vestibular do Centro Acadêmico Oswaldo Cruz, o mesmo em que me preparara no ano anterior. Fui aprovado e ao longo dos quatro anos seguintes me saí um professor eficiente, conhecido sobretudo pelas aulas a respeito da vida social das térmitas e das abelhas, um assunto divertido que, contrapondo-se à aridez de outras matérias em geral, ajudava a aliviar o estresse daqueles jovens.

Comecei a me inteirar dos vários setores da medicina que me interessavam. Gostava de cirurgia, mas cirurgia de fígado nem me passava pela cabeça.

E por um motivo muito simples: não se realizava esse tipo de procedimento. Qualquer incisão nesse órgão provocava uma hemorragia intensa, quase impossível de estancar. Assim, quando um cirurgião abria o abdômen do paciente e localizava um tumor no fígado, ou qualquer outra anomalia que só uma intervenção cirúrgica resolveria, ele dava o caso por encerrado. Não havia o que fazer.

Logo no segundo ano passei a ser assíduo no laboratório de histologia e embriologia da disciplina ministrada pelo prof. Luiz Carlos Uchôa Junqueira, que mais tarde, em 1969, viria a publicar, em coautoria com José Carneiro da Silva Filho, o livro *Histologia básica*, um clássico não só no Brasil como no exterior, tendo sido traduzido para cerca de dezessete idiomas.

Ao estagiar no laboratório, relatei ao professor uma ideia que eu havia tido, derivada de um pensamento horizontal.

E aqui cabe um parêntese a respeito da conceitualização do pensamento horizontal (ou lateral) e vertical, desenvolvida nos anos 1960 pelo médico maltês Edward de Bono. Em linhas gerais, o pensamento horizontal se afasta do vertical, que se baseia sempre numa ideia anterior, aperfeiçoando-a, portanto, não é criativo – o pensamento horizontal, pelo contrário, busca soluções inovadoras pela associação de duas ideias independentes e disruptivas, criando uma terceira inédita. É, portanto, criativo.

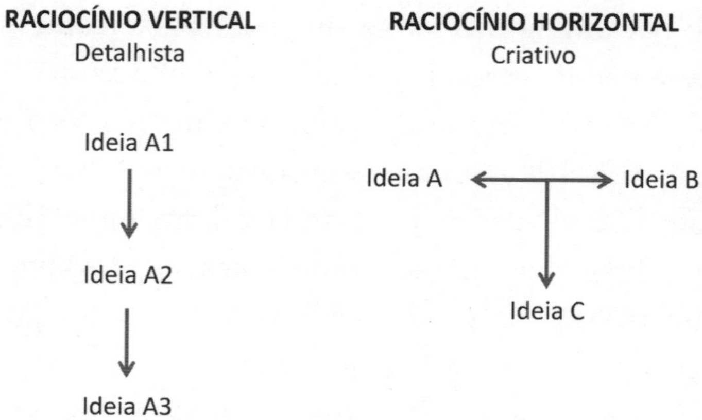

Seria praticamente o que em psicologia chamamos de *insight*, um estalo. Como veremos adiante, foi graças a pensamentos horizontais que, entre outras técnicas inovadoras, descrevi o transplante de fígado intervivos, inédito na literatura.

Pois bem, eu, que já dissecava sapos antes mesmo de prestar vestibular, tinha agora, no laboratório do prof. Junqueira, a oportunidade de dissecar também ratos.

Aqui eu me permito uma explicação para o leitor leigo. O pâncreas produz dois tipos de hormônios: um endócrino, que é lançado diretamente no sangue, a insulina – responsável pelo metabolismo da glicose –, e vários hormônios exócrinos responsáveis pela digestão dos alimentos, lançados no intestino pelo ducto pancreático. A insulina é produzida por estruturas inseridas no tecido do pâncreas chamadas ilhotas de Langerhans. Os hormônios exócrinos são produzidos pelos grânulos de zimógeno das células pancreáticas e lançados no duodeno pelo canal pancreático, onde agem na digestão das gorduras. A maneira como tais hormônios exócrinos são produzidos pelas células pancreáticas nunca havia sido documentada.

Eu sabia que, no rato, as células exócrinas periféricas do pâncreas situam-se no meso esplênico – tecido conjuntivo que conecta o pâncreas ao baço –, dispostas em uma única camada recoberta em ambos os lados por peritônio transparente. Percebi então que tais células poderiam ser filmadas *in vivo* por microscopia óptica, desde que a fonte luminosa, situada no plano inferior do microscópio, atravessasse as duas membranas peritoneais e a membrana das células exócrinas mais periféricas do pâncreas, de modo a registrar o movimento e a função dos grânulos de zimógeno ao produzir os hormônios exócrinos do pâncreas.

Apresentei minha ideia ao prof. Junqueira, e ele, animado por um eventual avanço científico, conseguiu recursos do Conselho Nacional de Desenvolvimento Científico e Tecnológico (CNPq) para que eu obtivesse uma bolsa de três meses na Universidade de Heidelberg, na Alemanha, no serviço sob direção do prof. Hasselmann, chefe do Departamento de Histologia. Minhas primeiras férias na graduação foram uma prévia do que seria minha vida acadêmica – muito trabalho para dar corpo a ideias e *insights* inéditos.

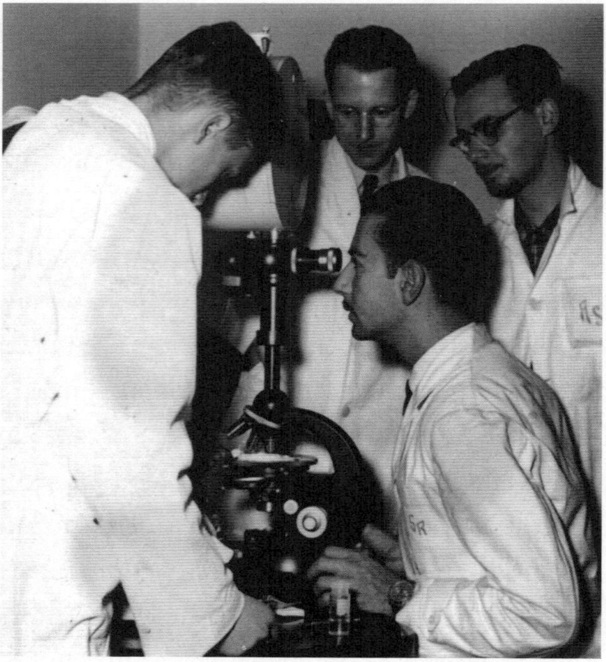

Observando grânulos de zimógeno, em Heidelberg.

Graças à boa relação que Hasselmann mantinha com a tradicional empresa óptica Zeiss, em Munique, conseguimos concretizar o que idealizei: um microscópio com uma platina muito particular, tendo uma depressão que permitia que um rato anestesiado, deitado em decúbito dorsal lateral, e laparotomizado, tivesse o baço exteriorizado de tal forma que seu meso esplênico transparente se situasse exatamente sobre o orifício central da platina do microscópio, podendo assim ser atravessado pelos raios de luz provenientes da fonte luminosa inferior. Dessa forma, as células exócrinas mais periféricas do pâncreas e seus grânulos de zimógeno eram iluminados, de modo a permitir que uma filmadora disposta acima da platina captasse os movimentos definidos pela fonte luminosa inferior.

O artigo descrevendo o resultado dessa inovação foi publicado na revista *Mikroskopie*[1] e me rendeu duas importantes recompensas na FMUSP: o prêmio de melhor trabalho do ano realizado com a participação de um aluno da graduação e, sobretudo, a atenção do prof. Edmundo Vasconcelos, presidente da banca julgadora. Na entrega do prêmio, ele insistiu que eu o visitasse em sua enfermaria no Hospital das Clínicas. Não tardei a ir ao seu encontro, no decorrer do qual ele me fez um convite que mudaria minha vida: quando eu estivesse no quarto ano, eu assumiria o posto de instrumentador em sua equipe cirúrgica.

4

EDMUNDO VASCONCELOS

Edmundo Vasconcelos, titular da cadeira de Cirurgia, foi, nos anos 1950, um pioneiro no Brasil e no exterior da metodização cirúrgica e da cirurgia de alta complexidade. Inicialmente, quando ensinava técnica cirúrgica na FMUSP, descreveu métodos de amputação de membros. Em seguida assumiu a disciplina e a enfermaria de Clínica Cirúrgica do recém-inaugurado Hospital das Clínicas, onde iniciou a realização de cirurgias torácicas (exceto coração) e do aparelho digestivo. Fixou-se nessa área, projetou e começou a construir um hospital que hoje leva seu nome, especializado em gastroenterologia.

Sua habilidade cirúrgica é lendária, suas mãos eram de um pianista magistral executando um concerto de Beethoven – comparação que faz jus ao seu talento. Sua agilidade técnica estava à altura de sua busca de perfeição em todos os aspectos relacionados à cirurgia. Éramos obrigados a usar um uniforme branco que incluía um avental próprio da enfermaria. Entretanto, o seu maior legado foi sua noção de grandeza e sua procura pela perfeição. Possuidor de uma cultura geral muito vasta, fazia conferências médicas que marcaram época na faculdade e na Academia Nacional de Medicina (ANM). Depois de sua morte, ao entrar na academia, ocupei a cadeira número trinta, outrora ocupada por ele.

Do ponto de vista médico, sua "sistematização cirúrgica" desempenhou um papel fundamental: na mesa operatória, ele deslocou o instrumentador para a frente do cirurgião, e não mais a seu lado, como antes. Essa nova disposição permitia ao instrumentador atuar no campo cirúrgico a quatro mãos com o cirurgião, razão pela qual esse auxiliar deveria ser necessariamente cirurgião ou estudante de medicina. De fato, ao instrumentador cabia uma função de primeiro assistente, mais colaborativa. Na sistematização de Vasconcelos, por outro lado, ao primeiro assistente cabia apenas apresentar estaticamente ao cirurgião o melhor acesso ao campo operatório.

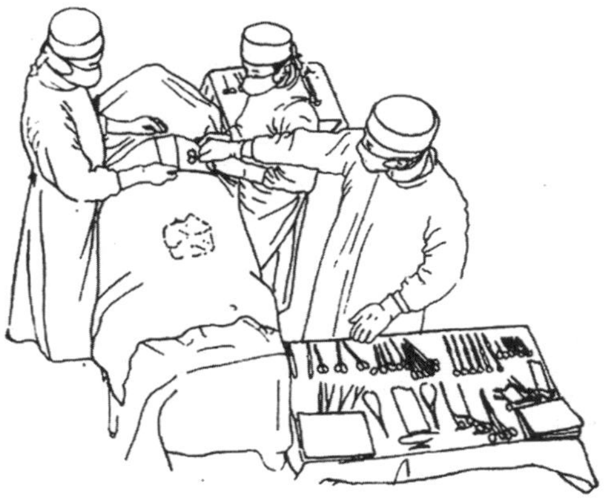

Sistematização cirúrgica, idealizada por Edmundo Vasconcelos, na qual o instrumentador fica do outro lado da mesa.

Compreende-se assim o privilégio que me foi concedido por ter atuado como instrumentador do professor ao longo de tantos anos, nos quais tive a oportunidade de participar praticamente de todas as suas cirurgias no Brasil e no exterior.

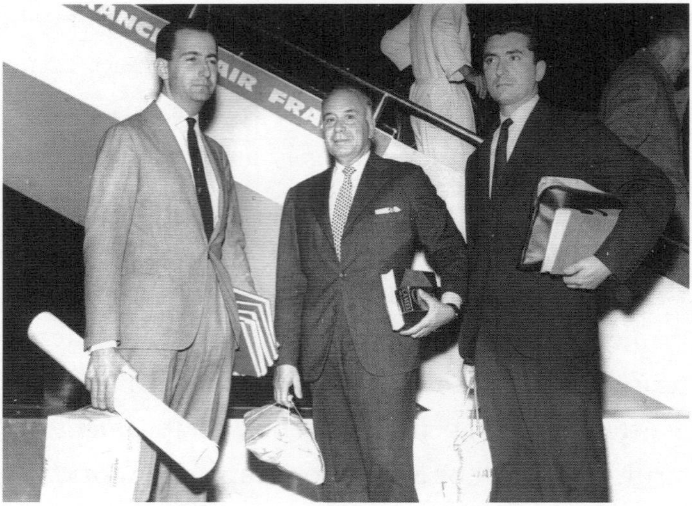

Da esquerda para direita: eu, Edmundo Vasconcelos e Romeo Ciancarullo, embarcando para operar em Roma.

Com o passar do tempo, eu oferecia os instrumentos ao professor antes mesmo que ele os solicitasse, e apresentava os nós prontos para serem apertados, entre outros gestos facilitadores. Agíamos em sintonia fina, num entrosamento perfeito que resultava para mim num aprendizado contínuo e, para ele, numa execução mais primorosa. Foi essa proximidade no campo operatório que me permitiu assimilar sua capacidade de entender problemas cirúrgicos inesperados e encontrar soluções adequadas, às vezes inéditas.

A função de instrumentador nos moldes de Vasconcelos lhe conferia uma hierarquia particular entre os membros da enfermaria, uma vez que eram eles os que mais tarde brilhariam na carreira universitária. Mas não era fácil a vida sob o bisturi do professor. Formado numa época de grande rigidez hierárquica, suas decisões não podiam ser desobedecidas ou questionadas. Vivia-se o "*magister dixit*", ao qual já me referi. Tal atitude imprimiu marcas na minha conduta mais tarde, quando, na universidade, assumi a cadeira anteriormente ocupada por ele. Custou-me abandonar a postura do mestre, ter a humildade e a empatia que só o tempo ensina. Para essa transformação muito contribuiu meu estágio em Londres, anos depois, ao longo do qual convivi com a liderança emergencial com que a profa. Sheila Sherlock comandava sua equipe. Nesse tipo de chefia cada membro lidera na área que mais conhece, cabendo ao chefe conduzir todos em direção ao objetivo comum.

Entretanto, reconheço a importância do meu longo convívio com Vasconcelos na formação da minha capacidade de liderança, no estabelecimento de objetivos bem definidos, na planificação exequível dos projetos e de sua execução primorosa.

Edmundo Vasconcelos foi um homem superior para sua época, tendo influenciado a cirurgia em todo o Brasil. De fato, seus assistentes que me precederam foram por ele estimulados a migrar para outros centros universitários, divulgando suas técnicas e ensinamentos. Sob sua orientação, uma vez formados em sua escola cirúrgica (que durava cerca de dez anos), esses profissionais eram enviados para outras faculdades de medicina no estado de São Paulo. Assim, Eugênio Luis Mauro assumiu o ensino de cirurgia em Sorocaba; Ruy Ferreira Santos, em

Ribeirão Preto; Dino de Almeida, na Santa Casa de São Paulo, e William Saad Hossne em Botucatu.

Ainda que o aprendizado tenha sido árduo, guardo até hoje suas palavras como paraninfo de uma turma da FMUSP. Vasconcelos fez questão de fazer o discurso em versos, lendo um longo poema de sua autoria, "Oração aos médicos", que exaltava as qualidades que esses profissionais deveriam cultivar e terminava com uma mensagem de fé e esperança para os formandos:

A mão que afaga um doente perdido
vale mais que a esmola das palavras;
o gesto que traduz esperança e consolo
vale mais que as verdades incontáveis.
[...]

São as vossas mãos, mãos do destino:
mãos de médicos,
mãos que veem,
mãos que leem,
mãos que ouvem,
mãos que sentem,
mãos que pressentem

mãos que se estendem,
mãos vibrantes,
brancas mãos sangrentas.
[...]

Mãos que, como as de Beethoven, ouvem,
ouvem o turbilhão do sangue
a soprar, rudemente
— a agulha que penetra
o órgão e o atravessa,
sons distantes, delicados
que só podem ouvir os dedos afinados...
sons que traduzem mundos
que anunciam a vida,
ou prenunciam a morte,
que criam poemas
e criam harmonias.
[...]

E, agora, dai-me as vossas mãos,
médicos que hoje sois,
a mim que vos recebo — irmãos:
sede bem-vindos,
e que a ventura seja na jornada,
a vossa companheira;
que o sonho da mocidade
se realize na idade plena,
quando estiverdes tranquilos
felizes na maturidade!

Crer,
já é levar em si o germe da vitória
e porque eu creio,
soldado da mesma legião,

crente da mesma crença,
semeador da mesma seara,
farei de vossa vitória
— a minha vitória,
da vossa verdade, a minha verdade
da vossa vida, a minha vida;
e do vosso bem, a minha benção.
Amém.

Seria natural que eu me atrevesse a competir com o professor, como acontece entre os mestres e seus assistentes. Acho que consegui escapar dessa armadilha quando pude discernir com clareza nossos diferentes talentos, os meus e os dele. Eram complementares.

5

PRIMEIRO INTERMEZZO

Sob uma lente grande-angular, acredito que os cirurgiões se dividem em duas grandes categorias: os criadores e os técnicos. No campo musical, Heitor Villa-Lobos e João Carlos Martins, por exemplo. Dentre os cirurgiões técnicos que conheci, aquele com melhor desempenho foi sem sombra de dúvida Edmundo Vasconcelos. Ninguém poderá realizar uma gastrectomia parcial seguida de uma gastroenteroanastomose com técnica mais perfeita e em menos tempo do que ele. Por outro lado, penso que poucos tenham desenvolvido tantas técnicas novas e aberto novos horizontes para a cirurgia, no século XX, quanto Thomas Starzl, em Denver, nos Estados Unidos, a respeito do qual falarei mais adiante.

Analisando minha carreira cirúrgica, percebo que tentei – dentro do meu possível – ser tanto um criador quanto um técnico. Um Starzl nas pesquisas (em solo brasileiro) e um Vasconcelos em minha prática cirúrgica. Em que pese o fato de que, do ponto de vista técnico, eu e minha equipe tenhamos realizado, entre outras, mais de mil cirurgias de fígado, creio que minha maior contribuição foi ter criado, na década de 1970, a Unidade de Fígado do HCFMUSP. Foi nela que desenvolvemos e divulgamos a cirurgia do fígado em todo o Brasil, foi nela que realizamos as primeiras ressecções segmentares de fígado e um estudo prospectivo randomizado com 94 pacientes e oito anos de seguimento,[4] para escolha do tratamento cirúrgico das varizes de esôfago sangrantes na esquistossomose mansônica, que à época afetava seis milhões de brasileiros. Esse estudo contraindicou a anastomose esplenorrenal – ligação da veia esplênica, que drena o baço, na veia renal –, que era a cirurgia mais realizada até então, dada a alta incidência de encefalopatia portossistêmica que provocava a longo prazo, como veremos.

Além disso, penso ter colaborado para o progresso da cirurgia ao ter sido pioneiro na América Latina não só na realização do primeiro transplante de fígado bem-sucedido com doador falecido, mas também do primeiro transplante de fígado intervivos da literatura e, mais recentemente, ao desenvolver o projeto de xenotransplante no Brasil.

Esse resultado foi possível pela associação de muito trabalho clínico e experimental, visão grande-angular e pensamento horizontal. Não bastasse isso, todos nós da equipe nos beneficiamos da coincidência temporal da constituição da Unidade de Fígado com o novo patamar que a medicina brasileira havia alcançado à época. Como comentarei adiante, se antes era uma medicina provinciana, agora podia se equiparar à medicina de ponta praticada no exterior.

A importância de alguns acontecimentos terem ocorrido numa determinada época é muito bem referida no best-seller *Nexus*, de Yuval Harari: "Faz a maior diferença a América ter sido colonizada pelos espanhóis nos anos 1490, e não pelos otomanos nos anos 1520, ou que a bomba atômica fosse desenvolvida pelos americanos em 1945, e não pelos alemães em 1942". Analogamente, nosso empenho e o de nossa equipe, bem como as facilidades que a FMUSP nos concedeu, ocorreram no momento oportuno para preencher o vácuo absoluto da cirurgia do fígado no Brasil, e parcial no exterior.

Por outro lado, Harari cita ainda que a mesma faca pode assassinar, salvar uma vida na mesa cirúrgica ou cortar legumes para o jantar. A faca não força nossa mão. A escolha é humana. Com base nessa verdade, deve ser valorizado o aproveitamento que fizemos das facilidades que o destino nos oferece, desenhando uma carreira dirigida para a construção de uma equipe que foi capaz de desenvolver a cirurgia do fígado no Brasil, em vez de apenas construir uma clientela privada com resultado financeiro proporcional ao seu ineditismo na ocasião.

Além disso, aprendi que as vitórias somente são válidas se contribuem para a finalidade para a qual foram conquistadas. Devem obedecer ao que se chama de alinhamento, ou seja, uma convergência entre o resultado das batalhas e vitórias e a finalidade pelas quais foram lutadas e obtidas. Nesse sentido, pode-se citar o caso de Napoleão, que venceu batalhas nos quatro cantos do mundo e ao final perdeu a hegemonia da França na Europa.

Na minha carreira, obedeci sempre a um alinhamento com o objetivo que pretendia: desenvolver a cirurgia do fígado no Brasil. Quem sabe não seja esse o maior mérito que me seja devido.

6

ANOS DE FORMAÇÃO

Sob a tutela do prof. Vasconcelos, acabei tendo uma formação peculiar, diferente daquela dos meus colegas de turma. A partir do quarto ano, já estava diariamente na sala de cirurgia como instrumentador do professor. Não fiz residência, etapa opcional, mas tradicionalmente cumprida pelos alunos depois de concluída a graduação, com vistas a uma especialização em determinada área. A minha já estava definida, não havia como voltar atrás, nem eu queria.

No quinto ano fiz o internato, esse sim, estágio obrigatório. Foi quando tive a oportunidade de lidar com casos que não diziam respeito apenas à gastroenterologia – especialidade de Vasconcelos – e também de manter um contato mais próximo com o público diversificado atendido no Hospital das Clínicas. Sentado na sala dos médicos à espera de ocorrências, vivi cenas memoráveis. Nós, os alunos, éramos identificados por um número que obedecia a uma ordem alfabética, como uma chamada escolar. Um bedel famoso à época, conhecido como Pé de Valsa, fazia uma triagem dos pacientes e convocava o estudante pela ordem da lista de chamada para que atendesse o caso. Eu, Silvano, era o número 71, e uma colega que iria se especializar em ginecologia era o número 70.

Numa dessas noites de plantão, lá pelas três da manhã, deu entrada um garoto de 4 anos, aos berros, trazido pela mãe. Ao levar um tombo na cozinha, ele mordera e rasgara a ponta da língua. A sutura de um ferimento de língua numa criança é uma batalha e tanto. Apliquei uma anestesia local, e a criança continuou acordada, chorando, imobilizada no colo da mãe, tentando se defender de mim. O garoto fechava a boca, mordia minha mão e esgarçava os pontos que eu tentava apertar. Para quem sonhava com cirurgias complexas, que impactassem a medicina, aquele era um caso menor, ainda que grande fosse o sofrimento da criança, com o qual me solidarizei.

Enquanto eu lutava para realizar a sutura, minha colega de número 70, a futura ginecologista, pouco antes havia sido contemplada com um caso que deixaria em estado de graça qualquer interno que sonhasse praticar cirurgias de grande porte. Tratava-se de uma mulher jovem e bonita que fora agredida com uma navalha. O ataque causara um longo corte superficial nas costas, do ombro direito até a região ilíaca esquerda. Era, sem dúvida, uma ocorrência muito apropriada ao treinamento de um jovem médico cirurgião. A conduta cirúrgica consistia numa sutura em pontos separados evertentes à Donatti, método que promove uma reparação eficiente, com menor cicatriz.

Frustrado com a tarefa que me coubera, às voltas com meu pequeno paciente rebelde, eu observava com olhar invejoso a colega que atendia em outra mesa de mármore, a dois metros de onde eu estava.

Acompanhava seus movimentos e ouvia a conversa entre as duas.

"Minha filha, quem fez isso em você?", minha colega perguntou. "Doutora, foi meu homem, o Mexerica. A polícia está dando em cima do nosso trabalho na avenida Paulista, o faturamento caiu e ele ficou furioso." A médica se exasperou e começou um discurso aos brados.

"Que você se prostitua já é uma miséria. E é ainda pior que você tenha que dar o dinheiro que recebe a um homem que a explora e ainda faz isso em você!" A paciente ficou em silêncio, deixando a futura ginecologista ainda mais furiosa: "Então, você não diz nada?". A moça, resignada, respondeu, de bruços na mesa de mármore: "Doutora, não adianta explicar. A senhora não conhece o Mexerica...".

Nunca me esqueci desse episódio e do tom da voz da moça ferida, que mostrou a todos nós que ali estávamos as distorções do amor, das quais ninguém está livre.

Em outra noite memorável, Pé de Valsa anunciou a entrada de uma paciente que se queixava de hemorragia. Como o aborto era, e ainda é, proibido, jovens mais pobres que desejavam interromper a gravidez se feriam deliberadamente com arames ou agulhas de tricô que provocavam um sangramento vaginal. Então procuravam o pronto-socorro do HC para serem submetidas a uma curetagem.

A paciente era uma moça portuguesa da Ilha da Madeira. Pé de Valsa, ao ouvir sua queixa – "Estou com uma hemorragia"–, a havia encaminhado para a fila das jovens que, já tomando soro, aguardavam a vez de serem atendidas pelo interno plantonista, nosso colega André Orlandi, que pelo rodízio do internato estava passando uma semana, todas as noites, fazendo curetagens, uma atrás da outra. A enfermeira da sala reservada para o procedimento recebia as pacientes e lhes entregava a receita de antibióticos e analgésicos a serem tomados uma vez finalizada a curetagem.

Naquela madrugada, André terminou mais uma das inúmeras curetagens da semana e se preparou para a próxima. Para sua surpresa, logo no início do exame, constatou que a moça era virgem e nem estava sangrando. Surpreso, ele baixou o pano da tenda que os separava e perguntou o que ela estava fazendo ali, naquela sala, em posição ginecológica. Ela respondeu num sotaque português carregado: "Isso lhe pergunto eu. Arranquei um dente hoje à tarde e está sangrando. Não entendo por que eu preciso desse exame...".

André, demonstrando grande presença de espírito e temendo uma eventual queixa da moça à direção, respondeu: "Fique tranquila. Já há alguns meses que todas as moças atendidas neste pronto-socorro passam por um exame ginecológico preventivo e você está ótima!".

Em 1956, eu cursava o quinto ano quando o prof. Vasconcelos resolveu testar minha capacidade didática. Entregou-me o livro *Tratado de anatomia topográfica*, de L. Testut e O. Jacob – edição lançada naquele mesmo ano –, aberto no capítulo sobre embriologia do peritônio. "Estude esse capítulo", ele me disse. "Quando tiver entendido tudo, volte aqui e me dê uma aula a respeito."

Coerente com minha personalidade, aceitei o desafio e comecei a me preparar. Estudei detalhadamente o assunto e acabei entendendo esse difícil capítulo da embriologia. Consegui emprestado um esqueleto humano do Departamento de Anatomia e comprei dois metros de mangueira de borracha. Fixei o tubo em diferentes níveis da face anterior da coluna vertebral do esqueleto, formando alças, que eu torcia, imitando os movimentos do intestino primitivo que, ao evoluir para a anatomia do adulto, sofre torções que formam aderências desvascularizadas. O conhecimento dessas aderências permite ao cirurgião ter acesso, por dissecção, a todos os segmentos do tubo digestivo adulto, sem causar hemorragia. Com esse modelo, além de conseguir a admiração de Vasconcelos, ministrei a mesma aula durante cinco anos para o segundo ano do curso curricular na disciplina de embriologia. Começou assim minha carreira de professor na USP.

Aos 26 anos estava formado, pronto para superar novos obstáculos da minha vida profissional e pessoal. O prof. Vasconcelos, responsável pela minha formação, estaria presente no início de ambas.

7

VIDA QUE SEGUE

Também participei de cirurgias no exterior como instrumentador de Vasconcelos, cuja fama atraía pacientes de vários países. O trabalho era puxado, mas a gente se divertia.

Certa feita, a convite do professor paraguaio Alfonso Riveros, fomos convocados para uma cirurgia em Assunção. Enviaram-nos cinco passagens. Nossa equipe consistia em quatro pessoas: Vasconcelos; Romeu Ciancarullo, primeiro assistente; eu, instrumentador; e Antonio Pereira de Almeida, anestesista. Havia uma passagem sobrando. Sugeri ao professor que meu amigo Julio Neves, arquiteto, fosse conosco para conhecer a cidade, e ele concordou.

Um comitê de recepção composto por médicos locais nos esperava no aeroporto, e cada um de nós seguiu num carro. O acompanhante de Julio lhe perguntou durante o trajeto que tipo de gastroenteroanastomose Vasconcelos preferia utilizar na reconstrução do trato digestivo em caso de remoção de parte do estômago. Julio, com seu *savoir-faire*, respondeu com tranquilidade: "O professor é muito zeloso a respeito de suas técnicas, tal tipo de pergunta deve ser endereçada a ele amanhã". *Touché*!

Anos depois, Pietro Valdoni, professor da Universidade de Roma que já operara dois papas, convidou Vasconcelos para uma demonstração no Policlinico Gemelli da Faculdade de Medicina e Cirurgia da Universidade Católica de Roma. No fim da cirurgia, instrumentada por mim, Valdoni dirigiu-se aos presentes na sala cirúrgica e se referiu a Vasconcelos como *il piu grande chirurgo del mondo.* Eu estava ao lado do homem certo, o maior cirurgião do mundo!

À diferença de outros assistentes de Vasconcelos que eram enviados ao interior do estado para ministrar aulas de cirurgia das universidades locais, o professor preferiu me manter na capital, servindo como seu instrumentador nas cirurgias do HC e nos hospitais particulares onde ele operava. Sem remuneração: eu já estaria sendo pago com o aprendizado, ele dizia.

Acredito que ele também previa que eu o sucederia no cargo de professor titular de Clínica Cirúrgica da FMUSP. Com esse objetivo em mente, orientou-me a fazer, depois de formado, em tempo parcial, estágios sucessivos nos departamentos de Anatomia Descritiva, Anatomia Topográfica, Fisiologia e Anatomia Patológica, sempre focado no aparelho digestivo. No outro período, continuei como instrumentador em sua enfermaria e progressivamente fui realizando cirurgias mais complexas, iniciando as ressecções hepáticas segmentares, ou seja, a ressecção de segmentos do fígado.

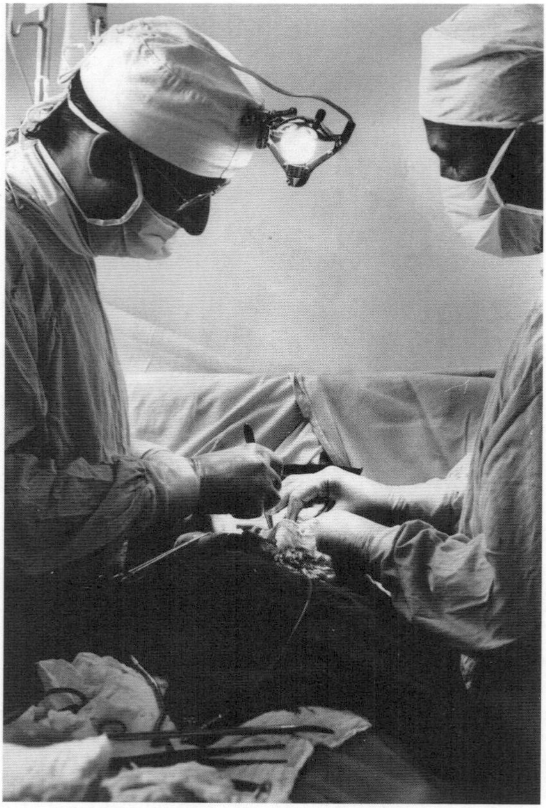

Realizando uma operação com a técnica de Vasconcelos.

Foi nessa época que Vasconcelos descreveu uma técnica operatória para tratamento das varizes de esôfago sangrantes na esquistossomose mansônica, parasitose que no final dos anos 1950 afetava seis milhões de brasileiros. A técnica, que até hoje leva seu nome, consistia em esplenectomia – remoção do baço – e na ligadura externa das varizes gastroesofágicas. O resultado seria tema da minha futura tese de doutorado na FMUSP.

Aos 28 anos eu era um cirurgião bem-sucedido, bem-posto, talvez fosse um bom partido... Era natural atrair a atenção das moças, e namorei várias. Mas até aquele momento não tinha vivido o amor significativo que transforma e marca a vida de uma pessoa, até que...

Mais uma vez Vasconcelos entrou em cena. Tradicionalmente, ele comemorava seu aniversário – nascera no dia 16 de maio – com um almoço para a equipe e, à noite, um jantar para os amigos. No aniversário de 1958, um de seus estagiários, o tenente médico da Marinha Ernani Aboim, foi, como eu, convidado para as duas ocasiões. À noite, no jantar, nos sentimos um pouco deslocados e nos sentamos à varanda, observando os convidados.

De repente, chegou um casal e uma jovem. Laerte Assumpção e Maria Albertina Prado Assumpção levaram a filha de 17 anos, Lina, ao jantar. Ela havia acabado de voltar da Europa, de um *tour* que fizera com a avó Maria de Lourdes Silva Prado. Assumpção e Silva Prado eram, entre outros, sobrenomes que evocavam famílias quatrocentonas, termo cunhado quando da comemoração do Quarto Centenário da cidade de São Paulo, em 1954, para qualificar descendentes de seus primeiros habitantes. A nata da sociedade, a elite, como se dizia. Se o Brasil fosse uma monarquia, essas pessoas seriam da aristocracia.

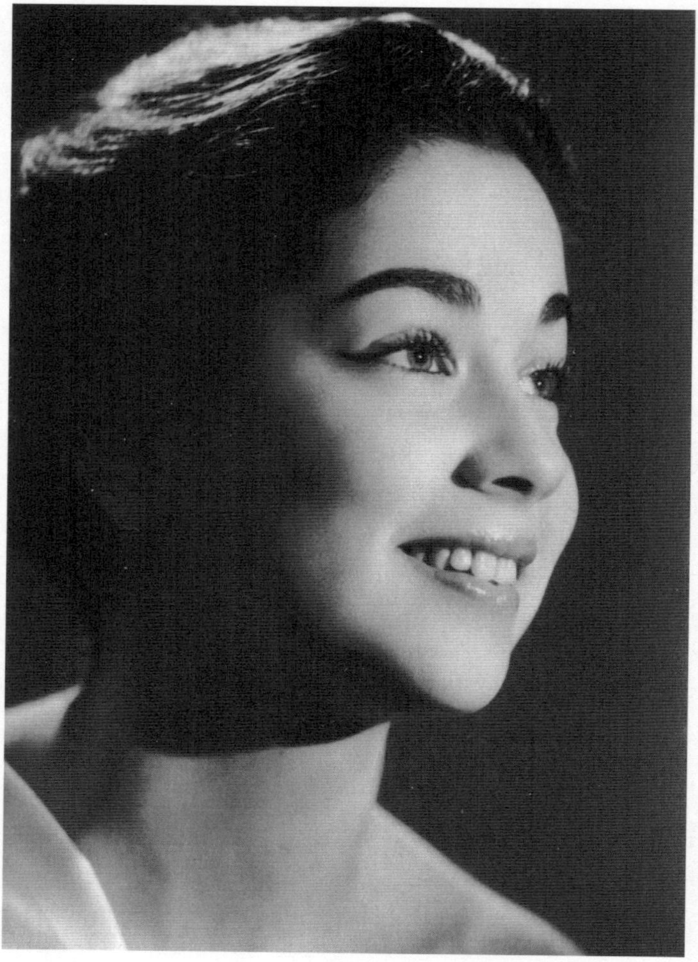

Lina, aos 17 anos.

Não tive olhos para mais ninguém. Fiquei encantado por Lina, linda e deslumbrante do alto de seus primeiros sapatos salto sete, recém-comprados em Paris, como vim a saber posteriormente. Tive uma premonição e disse para Ernani Aboim: "Vou me casar com essa moça".

Conversei com ela durante todo o jantar e convidei-a para tomar um chá na semana seguinte. Começava ali a grande história de amor da minha vida.

8

UM NAMORO E UM CASAMENTO

A moça de 17 anos que vi pela primeira vez usando salto alto e vestido de festa era muito diferente daquela com a qual me deparei na semana seguinte, ao encontrá-la à porta de sua casa, quando fui buscá-la no meu Jaguar XK120 – a velha Clotilde já se aposentara havia muito – para um chá.

Ela continuava linda e deslumbrante, e sempre com seus 17 anos, é claro. Mas, de sapato baixo e *kilt* – aquela saia de tecido xadrez escocês então na moda –, estava mais parecida com a adolescente que ela de fato era. Foi um choque. Confesso que, do alto dos meus vetustos 28 anos, fiquei um tanto atordoado. Mas superei a diferença de idade pela sua beleza e *savoir-faire*. Namoramos ao longo de um ano, meses que vivi com intensa alegria. Tinha encontrado o grande amor da minha vida.

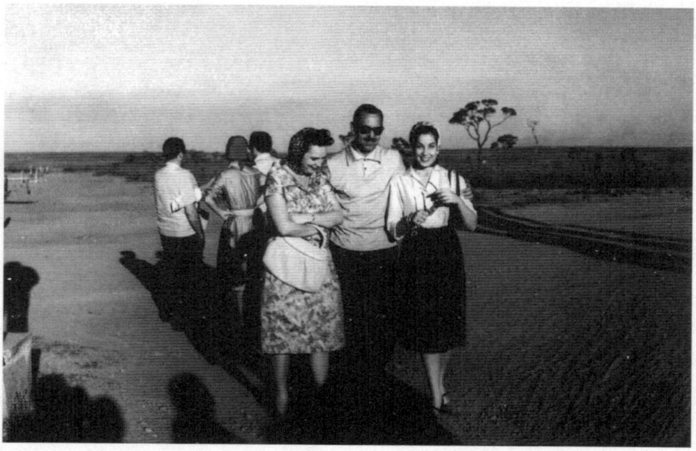

Lina e seus pais em Brasília.

Fomos, a convite do presidente Juscelino Kubitschek – e, naturalmente, em companhia da família dela –, a Brasília, àquela altura em fase final de construção.

Assim que voltamos da viagem, a mãe de Lina, Maria Albertina, me chamou para um encontro na casa de Maria de Lourdes, avó de Lina – de apelido Ludi –, na rua Espanha. O namoro não poderia continuar, elas pontificaram, mas eu retruquei dizendo que gostaria de ouvir essa sentença da própria Lina. Desnorteado, voltei para casa e logo depois recebi um telefonema: Lina, aos prantos, confirmava as palavras da mãe e da avó. Ela argumentou que tinha apenas 18 anos e não poderia enfrentar uma decisão categórica de toda a família. Dias depois minha ex-namorada embarcou com a avó para Paris.

Durante uns quinze dias recebi cartões afetuosos. Ansioso, eu ia todos os dias ao edifício central dos Correios, na avenida São João, para saber se tinha alguma correspondência em meu nome. De um momento para o outro os postais cessaram, sem explicação. Mais tarde soube que ela conhecera no Plaza Athénée, o elegante hotel onde estava hospedada, um jovem marroquino chamado Alberto Benhayon. A avó os apresentou e eles começaram um namoro. Difícil descrever minha tristeza e desencanto. Soube que ficaram noivos e se casaram numa cerimônia civil, aqui em São Paulo, na casa da sempre presente Ludi. Mas não terminaria aqui minha história com Lina...

Continuei minha vida com o coração partido. Enquanto frequentava a casa do conde Francisco Matarazzo, conheci Maria Teresa Ippolito, sua sobrinha, criada por ele. O pai de Maria Teresa, Andrea Ippolito, que fora prefeito de Roma nos tempos de Mussolini, acabou sendo rendido pelos americanos devido às suas atividades políticas durante a Segunda Guerra e passou um longo tempo na prisão nos Estados Unidos. A mulher, Maria Virgínia Matarazzo, o acompanhou nesse desterro e despachou a filha para o Brasil, para morar na casa de sua irmã Mariangela, esposa do conde Matarazzo.

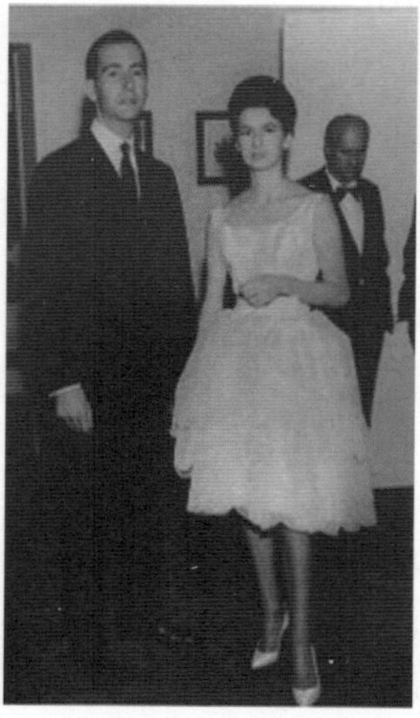

Com Maria Teresa em nossa festa de noivado.

Maria Teresa e eu, ambos filhos de imigrantes, estávamos quites: não seríamos alvo de um arquear de sobrancelhas de nossas respectivas famílias. Tivemos um namoro rápido e nos casamos em agosto de 1960, eu aos 29 anos, ela aos 19. Devo dizer que me dei muito bem com sua família, sobretudo com Francisco Matarazzo Sobrinho, conhecido como

Ciccillo Matarazzo, o visionário criador da Bienal de São Paulo. Passado um ano do casamento, o conde Francisco Matarazzo foi à nossa casa e me convidou para administrar a futura instalação da Universidade Comercial Conde Francisco Matarazzo, no Morumbi.

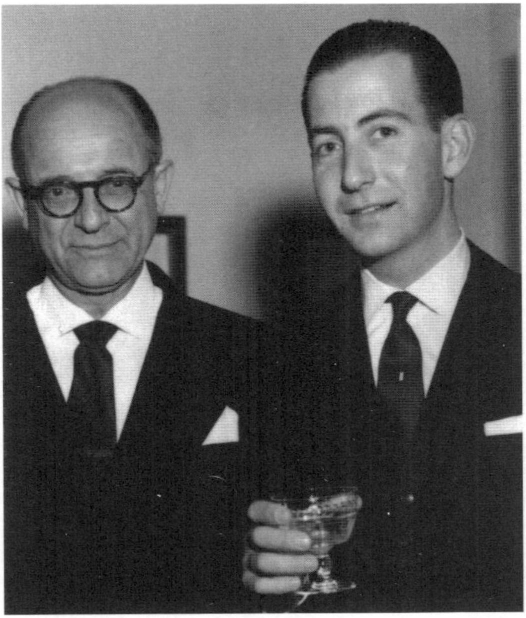

Com Francisco Matarazzo Sobrinho durante a festa de noivado.

O edifício, que começara a ser projetado no final da década de 1930, nunca funcionou como faculdade, e acabou sendo cedido ao governo estadual de São Paulo, que lá instalou sua sede. Recusei o convite, fiel aos meus sonhos de cirurgia do fígado. A lembrança mais viva que guardo dessa visita é a chapa número 1 do Cadillac preto do conde...

Teresa e eu tivemos uma filha, batizada Virgínia em homenagem à avó materna. Gigi, como a chamávamos, nasceu, para minha enorme tristeza, com síndrome de Down. E eu não soube lidar com sua condição, uma limitação minha que lamento até hoje. Não conseguia aceitar com naturalidade essa filha que não se comunicava bem comigo, dada sua síndrome.

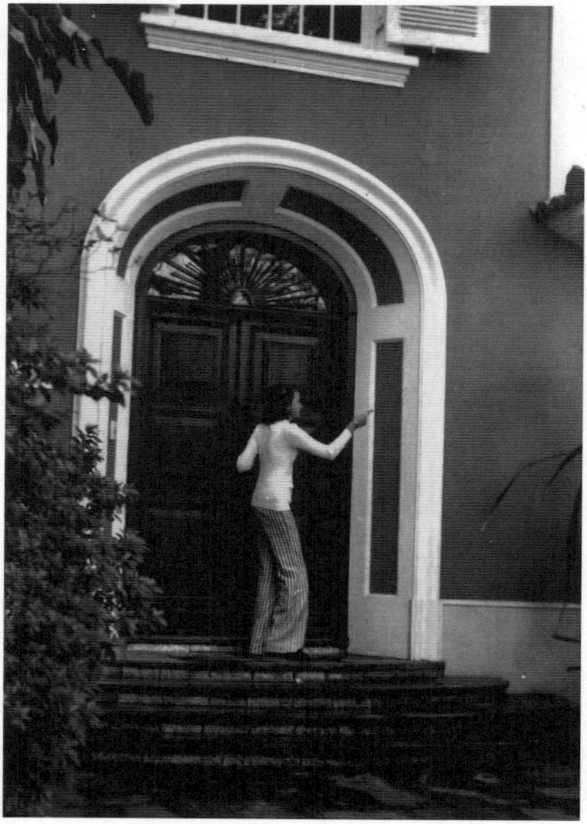

Virgínia (Gigi).

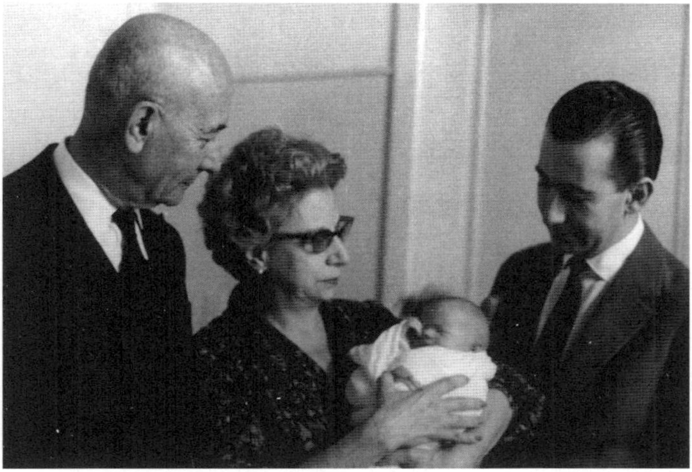

Com minha mãe e meu pai,
observando minha filha Virgínia (Gigi).

Essa minha dificuldade com Gigi me afetou muito, acarretando um exílio voluntário de casa. Passava vários dias no Hospital das Clínicas, numa dedicação praticamente integral à cirurgia de ponta do fígado. Incapaz de estimular minha filha na tentativa de obter um comportamento "normal", o que era impossível, exacerbei meu desejo de autossuperação.

Naquela época a cirurgia caminhava a passos largos. Dois eventos que coincidiram com o fim dos meus estágios nas disciplinas básicas me permitiram romper a barreira cirúrgica inexpugnável do fígado: em 1957, a descrição sistemática dos vasos sanguíneos intra-hepáticos, por Claude Couinaud, e, no ano seguinte, o advento do bisturi ultrassônico. A partir de então já eram possíveis as ressecções regradas — *regradas* porque seguiam um protocolo —

de segmentos do lobo esquerdo e mesmo do lobo direito do fígado. Estava inaugurada uma nova era que possibilitava a cirurgia do parênquima hepático no exterior e no Brasil. Abracei-a com meu ímpeto e entusiasmo habituais.

Meu casamento com Maria Teresa estava se dissolvendo, mas ainda não terminara de todo. A desilusão com Lina e o nascimento de Gigi, frustrações difíceis de superar, me levaram a focar o obstáculo seguinte, como havia me ensinado o instrutor do Xangai. Passei a sonhar com o que parecia impossível: realizar transplantes de fígado no Brasil.

Continuei a estudar cada vez mais, com mais afinco, na teoria e na prática, dissecando muitos fígados não preservados na seção de autópsias do Departamento de Anatomia Patológica da FMUSP e realizando hepatectomias parciais na clínica do prof. Vasconcelos. De início foram várias ressecções regradas segmentares esquerdas; mais tarde, fizemos uma hepatectomia direita em um menino de 9 anos portador de um câncer nodular à direita do ligamento falciforme. O sucesso da cirurgia, seguido de um rápido processo de regeneração do parênquima retirado até o restabelecimento exato do peso e do volume do fígado anteriores à ressecção, marcou em definitivo minha carreira como cirurgião do fígado.

O controle desse processo de regeneração se faz por meio de um mecanismo fascinante. O sangue proveniente da veia esplênica, que transporta o sangue do baço, de parte do estômago e do pâncreas até a veia porta, responsável por levar o sangue do abdômen ao fígado, conduz ao fígado os hormônios hepatotróficos, que são responsáveis pelo crescimento hepático. Quando se resseca um lobo do fígado, aumenta a proporção da quantidade de hormônios e diminui o número de células que os recebem, estimulando a regeneração que ocorre até o exato momento em que o parênquima remanescente readquire o volume primitivo, restabelecendo-se assim a proporção hormonal anterior. Ao observar esse fenômeno, pude, mais tarde, na base de um raciocínio horizontal, descrever o transplante de fígado intervivos. Mas ainda estávamos dando os primeiros passos num longo caminho a ser percorrido.

Enquanto eu fazia as primeiras ressecções hepáticas regradas aqui em São Paulo, Thomas Starzl realizava em Denver, no Colorado, com sucesso, os primeiros transplantes de fígado em cães.

9

SEGUNDO INTERMEZZO

Tudo conspirava a meu favor para concretizar meu primeiro e grande *impossible dream*: tornar possível o transplante de fígado no Brasil. As bem-sucedidas ressecções regradas haviam apontado o caminho.

Tracei um plano a longo prazo: antes de mais nada, estudaria por dois anos hepatologia clínica em um centro de vanguarda, e só então retornaria à cirurgia. Por que um cirurgião já à época experiente iria interromper tudo e se dedicar à clínica? Acontece que eu estava ciente de que a realização de um transplante de fígado implicaria trabalhar com especialistas os mais variados, aptos a responder a desafios específicos que inevitavelmente surgiriam durante e após a cirurgia.

À diferença dos demais órgãos, o fígado apresenta um comportamento inusitado. Naquele tempo, ele era uma verdadeira incógnita, tanto que no Brasil mal se faziam cirurgias hepáticas, e muito menos biópsias de fígado. Não devido a alguma dificuldade em realizar a punção: era o diagnóstico que requeria uma atenção especial. Seria preciso ter na equipe alguém especializado em anatomia patológica do fígado, apto a indicar o lugar exato para retirar a amostra e interpretar o fragmento colhido.

Por outro lado, o exame radiológico do fígado apresenta também suas peculiaridades. Depois de um estudo minucioso das imagens radiográficas sem contraste com a finalidade de pesquisar massas tumorais ou cistos para bem orientar o cirurgião, o radiologista deve introduzir um cateter na artéria femoral, chegar à aorta e entrar na artéria hepática. Só então injetar o contraste que segue até o fígado, permitindo visualizar todos os ramos arteriais intra-hepáticos. Para analisar o sistema venoso injeta-se contraste no baço, por punção percutânea, que segue pela veia esplênica até o tronco da veia porta e, por ele, a seus ramos intra-hepáticos.

O fígado produz cerca de mil substâncias, várias das quais participam da coagulação sanguínea, indispensável para estancar hemorragias. Dessa forma, na sala de cirurgia também deveria estar presente um especialista que controlasse a coagulação, já que nas cirurgias do fígado a simples incisão do parênquima provoca grande hemorragia, tornando-se necessário administrar ao paciente fatores adicionais para restabelecer o sistema de coagulação e controlar a hemorragia.

Esses eram alguns dos desafios com os quais eu deveria me haver quando chegasse a hora de realizar o transplante.

10

ATÉ LOGO, BRASIL

Àquela altura, eu já estava credenciado academicamente para escolher meu destino. Optei pela Liver Unit do Royal Free Hospital – um grande hospital de ensino em Londres –, chefiada pela profa. Dame Sheila Sherlock.

A professora reunia doze jovens pesquisadores de vários centros que se revezavam anualmente para investigar os meandros das doenças hepáticas. Os resultados dessas pesquisas serviriam de base para seu livro *Diseases of the Liver and Biliary System*, publicado anos depois, e que por muito tempo foi considerado a bíblia da hepatologia, abrangendo todos os aspectos relacionados ao fígado. A troca periódica da equipe permitia difundir mundo afora as novas teorias sobre as doenças do fígado, sempre em constante transformação.

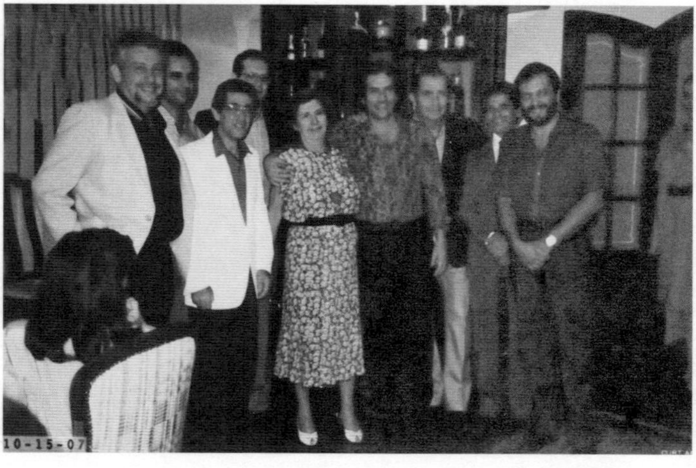

Dame Sheila Sherlock e parte de sua equipe.

Ao longo de meu estágio, além de aprender o máximo possível sobre hepatologia, acionei o pensamento horizontal, graças ao qual pude descrever duas técnicas inéditas. A primeira foi a separação histoquímica (dentro das células hepáticas) da bilirrubina livre da bilirrubina conjugada, o que resultou numa técnica inédita e se tornou tema da minha tese de PhD[2] pela Universidade de Londres. A segunda técnica que descrevi foi a radiografia por duplo contraste para identificar úlceras pépticas na segunda e terceira porções do duodeno. Como empreguei o pensamento horizontal para realizar essas experiências que resultaram em técnicas inéditas até então?

Na reação histoquímica, a associação horizontal se deu depois de assistir à aula de um professor visitante, vindo do Canadá. Ele discorreu sobre um novo método de dosagem da bilirrubina na urina, empregando 2-4 dicloroanilina. Segundo ele, o único inconveniente desse novo método era a insolubilidade em água do azopigmento formado, o que dificultava a leitura dos resultados na urina. Imaginei então ser possível, com a 2-4 dicloroanilina, separar a bilirrubina livre da bilirrubina conjugada dentro das células hepáticas. Era um procedimento até então inédito, uma vez que os azopigmentos resultantes dos métodos anteriores eram solúveis em água, dissolvendo-se nas repetidas lavagens da lâmina durante seu preparo. Um azopigmento insolúvel era essencial para identificar os dois tipos de bilirrubina dentro da célula.

Sua utilidade prática decorre do fato de que, quando ocorrem obstruções biliares, a bilirrubina direta, não podendo ser excretada pela bile, se acumula dentro das células, podendo ser identificada ao microscópio.

No. 4968 January 16, 1965 NATURE 305

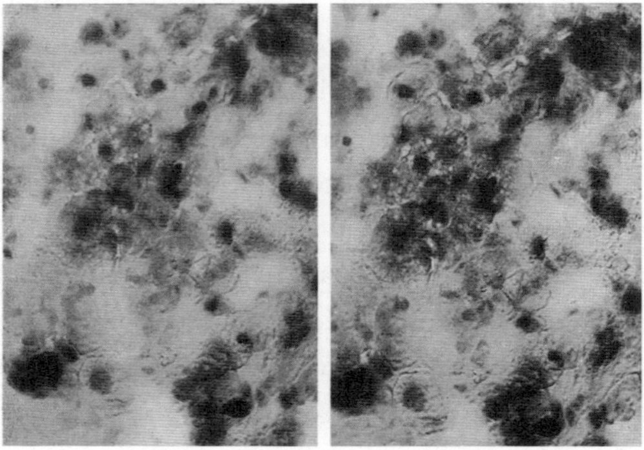

Reação histoquímica da bilirrubina livre e conjugada.

Além disso, a demonstração da transformação da bilirrubina livre em conjugada dentro das células hepáticas permitiu confirmar os trabalhos de Barbara Billing, colaboradora da profa. Sheila Sherlock. Billing demonstrou que, nas células hepáticas, a conjugação da bilirrubina indireta pela ação da beta-glucuronidase transforma o pigmento lipossolúvel produzido pelo fígado no hidrossolúvel eliminado pelo rim. Como único autor, publiquei a nova técnica na revista *Nature*,[3] sob o título de "Histochemical demonstration of conjugated and unconjugated bilirubin using a modified diazo-reagent".

A outra associação horizontal me veio à mente durante a apresentação de um caso. Tratava-se de um paciente portador de uma úlcera péptica localizada no fundo de um divertículo na segunda porção do duodeno, não visível na radiografia habitual com bário. Lembrando as falhas circulares que aparecem nas radiografias de colo dos enemas opacos, produzidas por bolhas de ar, imaginei que a administração concomitante de ar e bário no duodeno permitiria visualizar úlceras pépticas rasas, pouco frequentes nesse ponto do trato digestivo. Publiquei a descrição dessa técnica na revista *Gut*,[5] sob o título de "Gas-distension, double-contrast duodenography using the Scott-Harden gastroduodenal tube".

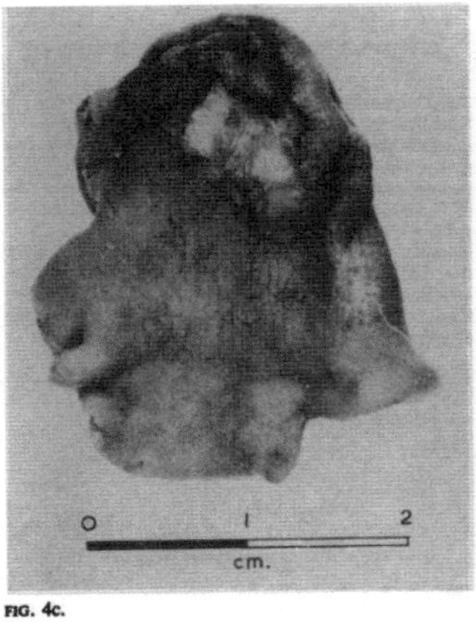

FIG. 4c.

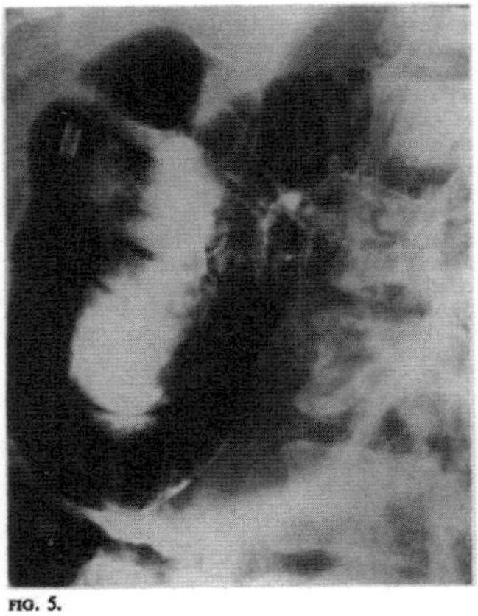

FIG. 5.

FIG. 4c. *The surgical specimen of the diverticulum showing the ulcer.*

FIG. 5. *The retro-duodenal space can be well shown in this procedure as the stomach contains gas. In the conventional barium meal this space tends to be obscured by the barium in the stomach.*

Úlcera duodenal. À esquerda, peça cirúrgica;
e à direita, imagem radiográfica com o novo método.

Durante minha estada, frequentei algumas das reuniões clínicas do serviço de hepatologia dirigido por Roger Williams, no King's College, e viajei semanalmente à Universidade de Cambridge para participar das primeiras tentativas de Sir Roy Calne de transplantar fígados em suínos. Além de obter o primeiro suíno transplantado de fígado com sobrevida por mais de um ano, ao qual deu o nome de Hamlet, o prof. Calne foi pioneiro no uso da ciclosporina como imunossupressor, abrindo uma nova era para o transplante de órgãos.

Visitei também outros centros de excelência especializados nos diversos setores relacionados ao sucesso do meu sonho impossível. Em Louvain, na Bélgica, conheci o centro do prof. Marc Verstraete, voltado unicamente ao estudo dos fatores de coagulação. Ou seja, eu estava mapeando o que seria necessário dispor no Brasil antes de iniciar esse tipo de cirurgia.

Para atender a todos esses compromissos, me foi muito útil um Alfa Romeo Giulia Sprint, presente de meu pai. Fui buscar o carro diretamente na fábrica, em Milão. De lá, dirigi até Londres, passando por Paris.

E aqui cabe outro parêntese. Decidido a seguir a carreira universitária, resolvi me preparar para obter o título de doutor pela FMUSP antes de embarcar para a Inglaterra, onde escreveria minha tese sobre os resultados da técnica descrita por Vasconcelos para o tratamento das varizes de esôfago sangrantes em pacientes portadores de esquistossomose mansônica. A operação de Vasconcelos consistia em retirada do baço e ligadura externa das varizes de esôfago.

Minha bagagem para Londres, além de roupas e objetos pessoais, resumia-se sobretudo numa alentada bibliografia sobre o tema. Antes de partir levantei o material do arquivo do pronto atendimento do Hospital das Clínicas e realizei cerca de quinze cirurgias desse tipo. Em Londres redigi a tese e, em 1966, voltei ao Brasil especialmente para a defesa. Encerrado o ritual acadêmico, retornei à Inglaterra. Dessa forma, obtive o título de doutor pela FMUSP um ano antes de obter o título de PhD pela Universidade de Londres.

11

INTERMEZZO MUSICAL

Mas nem todas as horas dos meus dias na Inglaterra eram dedicadas ao trabalho; também aproveitei a vida sob outros ângulos. Fiz amizade com brasileiros e com ingleses. Dentre os conterrâneos, destaco os irmãos Vera e Fernando, filhos de um casal amigo meu. Eu os conheci quando a mãe de Vera, numa das vezes que vim ao Brasil, me solicitou que levasse uma carta para a filha, pedido ao qual atendi prontamente. Liguei para Vera e combinamos de nos encontrar certa tarde, antes de uma aula de canto a que ela deveria comparecer. Vera perdeu essa aula e eu ganhei uma namorada.

Ela herdara com muita beleza as características mouras das jovens portuguesas. Nosso namoro durou um ano, até minha volta ao Brasil. Infelizmente, ela achava que minha atenção às aventuras do fígado nunca se igualaria à que eu dava a ela. Talvez, naquele momento, Vera estivesse certa.

Apesar de sempre ter gostado de música clássica e de ópera, quando morava no Brasil eu não era um frequentador assíduo de concertos. De menino, eu assoviava trechos de óperas, gostava das canções populares italianas que minha mãe, boa pianista, tocava. Aos 9 anos comecei a ouvir rádio em casa. Lembro bem do dia 1º de setembro de 1939, mas não por que era meu aniversário de 9 anos. Naquele dia, ao me levar para a escola, meu pai me disse que Hitler invadira a Polônia e que esse episódio causaria o início de uma grande guerra. Para acompanhar o que acontecia naqueles anos sombrios, ele comprou um rádio Philips por meio do qual, além das notícias de guerra, eu ouvia com deleite muita música.

Em Londres pude enfim alimentar meu apreço pela música, que se tornaria uma paixão. Uma feliz coincidência me apresentou o templo dos aficionados.

A responsável pelo biotério de roedores da Liver Unit, onde eu fazia meu estágio, era irmã da vendedora de ingressos do Royal Festival Hall. Pois bem: conversa vai, conversa vem, nos tornamos amigos e ela me conseguia ingressos para espetáculos lendários como balés de Rudolf Nureyev e Margot Fonteyn, que sempre estavam esgotados, ou concertos da London Symphony Orchestra, bem como para balés folclóricos russos. Lembro sempre com muita emoção das performances de Fonteyn e Nureyev, uma das mais completas e perfeitas duplas da história do balé clássico. A comunhão dos dois no palco era tal que os aproximava do divino.

Certa noite, durante um concerto em outro grande teatro em Londres, o Royal Albert Hall, ouvíamos eletrizados a *Abertura 1812*, de Tchaikovsky, interpretada pela Royal Philharmonic Orchestra e pela British Royal Band. A partitura inclui tiros de canhão que simbolizam a reação russa frente ao exército de

Napoleão na Batalha de Borodino, e mesmo quem conhece a peça leva um susto quando os canhões começam a trovejar. O espectador sentado ao meu lado, mais idoso, ao primeiro tiro teve um infarto do miocárdio e morreu antes que pudessem tirá-lo da cadeira. Tentei sem sucesso ressuscitá-lo com massagem cardíaca no chão do corredor de acesso aos nossos assentos. O concerto foi interrompido para a retirada do corpo, enquanto uma equipe socorria a esposa em choque.

A síndrome "Vai, Xangai" trouxe-me vários bons resultados. Uma manifestação dessa síndrome merece registro. Tudo começou quando, em 1966, Aurélio Borelli, do Departamento de Endocrinologia da FMUSP, foi fazer três meses de estágio em Londres, no University College Hospital, e eu o hospedei em meu apartamento. Conversando sobre música, Aurélio me disse que, dentre as sinfonias de Beethoven, ele, assim como eu, preferia a *Sétima*, sobretudo quando regida por Otto Klemperer. Ora, por coincidência, naqueles dias a London Symphony apresentaria justamente essa sinfonia no Royal Festival Hall, sob regência daquele maestro alemão.

Era impossível comprar ingressos para o concerto, estavam esgotados havia meses. E dessa vez a irmã da amiga do biotério não pôde vir em meu socorro, pois ela trabalhava em outro teatro. O jeito foi tentar a sorte. Fomos até a porta do teatro na esperança de conseguir ingressos de algum cambista ou de alguém que desistira na última hora. Em suma, a despeito de sermos homens realistas, esperávamos praticamente um milagre. E nada de cambista, e nada de desistências.

Com meu ímpeto de sempre, fui até o *lobby* e pedi a um funcionário que chamasse o *manager*. O *manager* veio e apresentei-me com um cartão elegante que tinha mandado fazer para essa temporada em Londres, no qual, além do meu nome e endereço, lia-se no canto inferior "*PhD student at Liver Unit – Royal Free Hospital – London*". Contei-lhe das nossas tentativas fracassadas de adquirir dois ingressos e ele confirmou que de fato os ingressos estavam esgotados havia dois meses. Não havia muito o que fazer. Mas mesmo assim ele, sempre gentil, nos disse para esperar um pouco.

Dez minutos depois, ao som do segundo gongo, ele voltou e anunciou nossa boa sorte: na última hora a princesa Margaret, irmã da rainha Elizabeth II, havia desistido de ir ao concerto. "Portanto, vocês são convidados da casa para assistir ao concerto na segunda fileira de cadeiras no *royal box*." Era, nada mais, nada menos, que um convite para assistirmos ao concerto como convidados da família real.

O concerto foi inesquecível. Depois de terminado, pedi a uma funcionária do *box office* o endereço do *manager*, dizendo que gostaria de mandar flores à esposa dele para agradecer seu gesto generoso e cavalheiro. Comprei um lindo buquê na seção de flores da Harrods e o enviei. A partir de então, a cada dois ou três meses eu recebia pelo correio um par de entradas *With the compliment of the manager.* Não mais no camarote real, é claro, mas sempre em bons lugares da plateia.

Posso dizer que em Londres completei minha formação profissional e cultural.

Durante todo o tempo que passei lá fui estruturando mentalmente as linhas mestras de um centro semelhante à Liver Unit, a ser anexado ao Hospital das Clínicas. Uma Unidade de Fígado no Brasil. Para isso, foquei minha atenção em alguns procedimentos que lá testemunhei. Repetindo: diagnóstico e tratamento das doenças hepáticas; importância da biópsia hepática para diagnosticar essas moléstias; exames radiológicos da artéria hepática por cateterismo femoral e da veia porta por punção esplênica; importância do controle das alterações da coagulação sanguínea derivadas da diminuição da produção dos fatores de coagulação pelo fígado doente. Eram esses os meus próximos desafios.

Tão importante quanto esses conhecimentos técnicos foi me dar conta dos benefícios da liderança emergencial exercida com maestria pela profa. Sheila Sherlock. Entretanto, esse tipo de liderança só poderia ser levado a cabo em grupos dotados de especialistas nas diferentes áreas do objetivo maior.

Resumindo os efeitos do meu estágio em Londres, percebo que frequentar a Liver Unit e o serviço do prof. Roy Calne, ter acesso às melhores orquestras e aos melhores corpos de balé da Europa estimularam adicionalmente a tendência perfeccionista e o espírito crítico que me acompanharam durante toda minha carreira, justificando meus *impossible dreams*.

Encerrando mais um capítulo da minha vida pessoal, em 1965, Maria Teresa e eu resolvemos nos separar. Ela depois se casou com Roberto Lenci, teve dois filhos, e mantive com todos um relacionamento afetivo.

12

DE VOLTA AO BRASIL

Estava de volta ao Brasil mais preparado do que quando partira dois anos antes. E não me refiro ao embasamento teórico e prático lá adquirido, indiscutível. É que ainda em Londres eu havia iniciado um processo analítico que se estende até hoje. Sim, até hoje. Afinal, para que serve a pressa quando se entra num mundo tão fantástico e misterioso pelo qual só a psicanálise é capaz de nos conduzir?

Tudo começou quando, durante minha estada na Inglaterra, eu soube que o renomado psicanalista australiano Frank Philips, que vivia em Londres havia vinte anos, tendo feito sua formação com figurões como Melanie Klein e Wilfred Bion, estava prestes a se mudar para o Brasil. Sua esposa sofria de *spring fever*, ou febre da primavera, e poderia se beneficiar de uma mudança de ambiente.

Eu o procurei e lhe disse que poderia atuar como professor de português. Estabelecemos uma permuta: sessões de psicanálise em troca de aulas do nosso idioma. Assim, duas vezes por semana, ao longo de dois anos, eu ia à casa dele em St. James's Park, onde também funcionava seu consultório. Nosso encontro era de duas horas: a primeira dedicada ao aprimoramento do português do meu analista, a segunda centralizada em meus devaneios e angústias confessados no divã.

Voltei ao Brasil em 1967, e ele chegou no ano seguinte, quando então continuamos a nos encontrar por mais quatro anos. Anos depois comecei uma análise com Elias Rocha Barros, que prossegue até hoje, passados quarenta anos. É uma experiência que recomendo a todos aqueles que puderem. Eu, acostumado aos experimentos da ciência, passíveis de reprodução, no plano pessoal enveredei pela psicanálise, uma experiência única.

Os dois anos de terapia em Londres me ajudaram a enfrentar o que me esperava aqui, em 1970, e que me pegou desprevenido. Vasconcelos, um dos temas mais frequentes das minhas sessões, não me conferiu novamente a posição que eu desfrutava antes de viajar. Era um comportamento típico dele. Outros assistentes seus já haviam sido encaminhados para faculdades de medicina no interior de São Paulo, sob o pretexto de difundir para outros centros suas técnicas cirúrgicas. Essa disseminação e compartilhamento de saberes eram bem-intencionados, sem dúvida, mas também eram tingidos por uma intenção não declarada: o professor formava seus discípulos, mas na sequência os queria longe. Não tolerava sombra. Eu, então, depois de um estágio bem-sucedido em Londres, poderia projetar uma sombra indesejada.

Já que Vasconcelos não me queria, o remédio era procurar quem me quisesse. Por intermédio do reitor da USP, prof. Antonio Barros de Ulhôa Cintra, pude continuar minhas experiências com suínos no laboratório de fisiologia do prof. Alberto Carvalho da Silva. Ulhôa Cintra era amigo de Ciccillo Matarazzo, de quem eu era amigo também, e graças a essa proximidade o primeiro contato foi feito.

Continuei construindo pontes para o tão sonhado transplante de fígado no Brasil. Procurei o então governador Abreu Sodré e o instei a, por meio de uma agência de fomento à pesquisa científica, conceder bolsas a colegas, de modo a permitir que realizassem estágios no exterior, aprimorando-se nos centros mais adiantados de cada subespecialidade que durante minha estada na Europa eu havia identificado como necessárias ao meu propósito. A finalidade da formação desses profissionais era constituir uma equipe como a de Sheila Sherlock e Roger Williams em Londres, e Roy Calne em Cambridge. Em 1970, o CNPq aceitou minha solicitação, e foram selecionados cinco jovens para esse projeto.

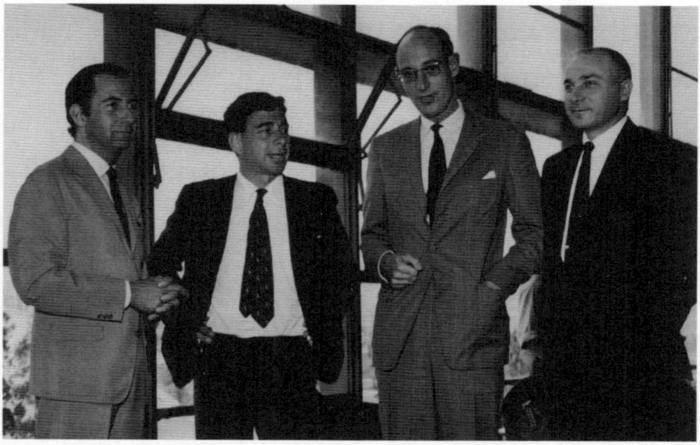

Com Roy Calne e Roger Williams.

Um deles, Jorge Kalil, com quem eu havia conversado em Paris, já estava trabalhando em imunologia com Jean Dausset, que anos mais tarde seria um dos ganhadores do Nobel pelas descobertas da base genética sobre a reação imunológica SLA.

Luiz Carlos Gayotto e Luiz Caetano da Silva seguiram para Londres, o primeiro a fim de se especializar em patologia hepática (interpretação de biópsias hepáticas) com Peter Scheuer, enquanto o segundo aperfeiçoaria seus conhecimentos em hepatologia clínica com Sheila Sherlock. Dalton Chamone foi para Louvain, na Bélgica, onde, sob a supervisão de Marc Verstraete, estudaria o controle da hemostasia nos doentes de fígado. Sergio Mies viajou a Denver, nos Estados Unidos, para aprimorar, junto à equipe de Thomas Starzl, seus conhecimentos sobre transplante de fígado e métodos radiográficos para estudo da artéria hepática por cateterismo femoral e da veia porta por punção esplênica.

Estava formado o *dream team* que em 1972 constituiria a Unidade de Fígado do HC, por muitos anos a bússola da cirurgia do fígado no Brasil. Vale ressaltar que todos, quando voltaram ao Brasil, ingressaram na carreira acadêmica, e três deles atingiram o posto de professor titular.

A minha vida pessoal também ia muito bem. Em 1966, minha tese de PhD sobre a técnica de separação intercelular da bilirrubina indireta e da conjugada, defendida na Universidade de Londres, ganhou a maior láurea médica concedida no Brasil, o Prêmio LAFI, entregue dois anos depois.

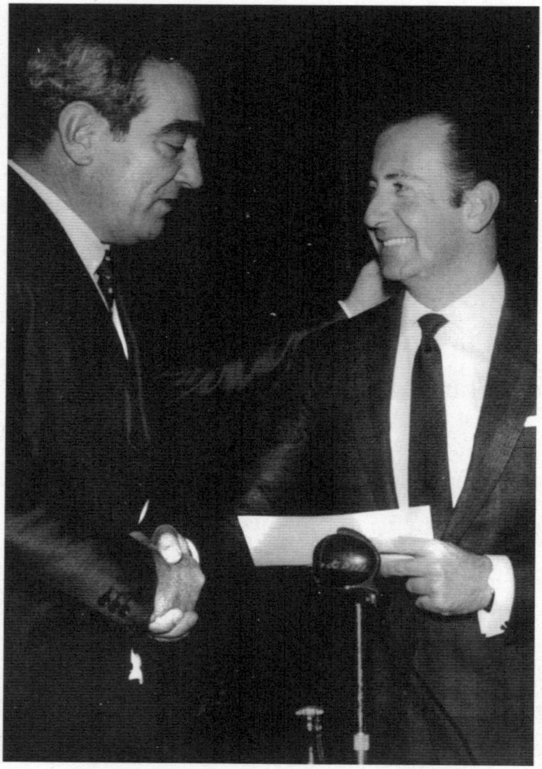

Recebendo o prêmio LAFI, em 1968.

Eu voltara a morar na casa dos meus pais, embora já estivesse beirando os 40 anos. Eram outros tempos. Circulava pela cidade no meu Alfa Romeo, que um diplomata que encerrara sua missão trouxera da Inglaterra – os diplomatas tinham o direito de trazer seus carros quando voltavam ao país, e ele, que não tinha nenhum, fez a gentileza de ser o portador do meu. A paixão por carros nunca me abandonou.

Mas ainda faltava um componente fundamental: Lina. Dez anos de separação, um casamento e uma filha não apagaram a lembrança da antiga namorada, que àquela altura estava casada e tinha três filhos. Quis o destino que nos reencontrássemos e a mágica se fez novamente. Em pouco tempo já estávamos juntos. Os filhos dela ficaram morando com o pai e eu me mudei para a casa de Maria de Lourdes Silva Prado, a Ludi, sua avó, que uma década antes havia se oposto ao nosso namoro. A mãe de Lina, Maria Albertina Assumpção, de apelido Bimbim, também morava na mesma casa.

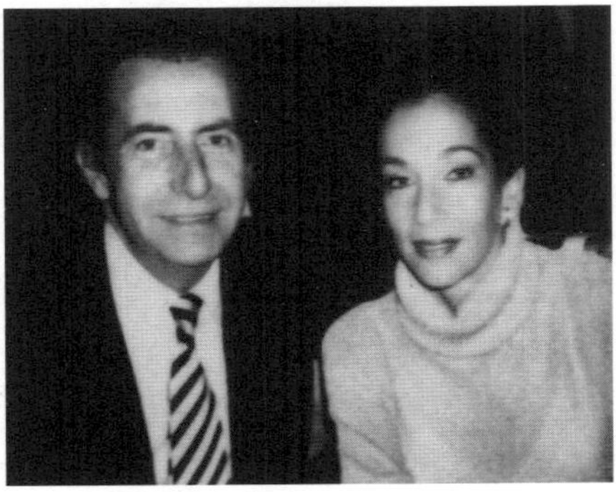

Com Lina, após o reencontro.

Eu queria oficializar nossa união. Como o divórcio não existia no país, foi me transferindo para a casa delas que julguei o melhor modo de comunicar à sociedade que minhas intenções eram sérias – era um casamento, sem cartório ou igreja, mas casamento. Na convivência com essa família quatrocentona, estabeleci uma permuta: enquanto eu passava a ter acesso aos hábitos e costumes de um Brasil em vias de extinção, elas, por sua vez, ao desfrutar da minha companhia, se inteiravam do progresso em geral e das modernas tecnologias da medicina e da cirurgia, saindo do começo do século XX e sendo teletransportadas décadas adiante...

Durante os três meses em que moramos na rua Espanha, na casa de Lourdes Prado, concluíamos a decoração de um apartamento duplex que eu comprara na planta, projeto de Julio Neves, na rua Saint Hilaire, para o qual nos mudamos logo que ficou pronto.

Foi natural um certo estranhamento entre Lina, o ex-marido e eu, mas nada como o tempo para cicatrizar feridas.

Anos depois, Lina um dia chegou com a notícia de que Alberto queria falar comigo, mas não explicitou o motivo. Marcamos um encontro em nossa casa. Ele veio com sua esposa, Beatriz Monteiro de Carvalho, e contou que deveria ser submetido a uma cirurgia de ponte de safena, em Houston, um dos templos de excelência da cirurgia cardíaca. E me pediu que eu o acompanhasse: ele não dominava a língua inglesa, não conhecia os médicos e se sentiria seguro com a minha presença. Atendi prontamente ao seu pedido.

Era uma sexta-feira e propus que embarcássemos na quarta seguinte, pois eu precisaria de alguns dias para deixar tudo encaminhado na FMUSP durante minha ausência.

No sábado ele foi para Natal, onde tinha uma fábrica de porcelana, na companhia do filho Eduardo. Na mesa do escritório, infartou e morreu na hora. Não houve tempo para a cirurgia, mas tínhamos selado a paz, importante para ambos.

13

UMA MÃO LAVA A OUTRA

Enquanto a medicina avançava a passos largos no Brasil – o primeiro transplante de coração feito pela equipe do prof. Zerbini foi realizado em 1968, apenas seis meses depois do transplante pioneiro do prof. Christiaan Barnard, na África do Sul –, o mesmo não se poderia dizer da democracia, que depois do golpe militar de 1964 andava de marcha a ré.

Eu, embora amigo de Paulo Maluf, nunca me interessei por política, a medicina ocupava tempo demais na minha vida. Sabia o que se passava, mas não tinha um conhecimento detalhado de nada, até que um dia bateu à nossa porta um casal aos prantos. Lina e eu, já morando em nossa casa na rua Peru, presente de Bimbim à filha, interrompemos o jantar para receber os recém-chegados.

O que eles contavam? O filho do casal, interno do HC, militava numa organização de extrema esquerda. O jovem, que estava se especializando em nefrologia, fazia plantão quando soube que um colega seu, do mesmo grupo revolucionário, tinha levado um tiro e estava na casa de outro companheiro. O ferido necessitava de uma cirurgia de urgência. O jovem interno não teve dúvidas: pegou do HC, sem autorização, uma caixa de material cirúrgico esterilizado e foi prestar assistência ao colega. Mal começara o procedimento, na mesa da cozinha da casa onde o grupo se escondia, quando chegou a polícia. Todos foram presos, e o ferido foi encaminhado ao Hospital Militar.

O casal estava apavorado com as perspectivas do que poderia acontecer com o filho nas dependências do Destacamento de Operações de Informações – Centro de Operações de Defesa Interna, o famigerado DOI-Codi, para onde os presos foram levados. Pouco tempo antes o jornalista Vladimir Herzog havia morrido naquele mesmo local, depois de ter sido torturado. A mulher se ajoelhou na frente de Lina e suplicou que eu intercedesse pelo rapaz. Como eu havia operado o irmão do comandante da 2ª Divisão do Exército, cuja jurisdição incluía o DOI-Codi, ela julgava que eu poderia fazer alguma coisa para salvar o estudante revolucionário.

Atendendo a um pedido de Lina e comovido com o sofrimento da mãe, telefonei ao comandante do 2º Exército, que realmente me conhecia por causa de uma cirurgia biliar bem-sucedida em seu irmão. Embora tenha me tratado muito bem, ele não me deu esperança: o estudante preso, além de operar um militante de um grupo clandestino revolucionário, havia realizado a cirurgia com instrumentos do HC, subtraídos sem autorização. Agradeci a atenção e comecei a pensar em alternativas, como sempre olhando o obstáculo adiante.

No dia seguinte convidei Marcello Marcondes, professor de nefrologia, chefe do estudante preso, para me acompanhar a uma visita ao Forte Apache – era esse o nome fantasia que os militares davam a seus quartéis-generais –, no Ibirapuera. Assim que chegamos, nos levaram a uma sala onde um grupo de oficiais e o comandante do 2º Exército nos esperavam. O comandante pediu a um capitão que lesse a ordem do dia que detalhava a razão da prisão do rapaz. Depois da leitura, ele nos explicou que, em decorrência do que ouvíramos, o estudante continuaria preso no DOI-Codi.

Com a maior tranquilidade, respondi: "General, operei o seu irmão, a esposa do capitão que nos leu a ordem do dia e outros parentes de militares. Conhecendo a História, sei que mais cedo ou mais tarde os governos de direita são substituídos por governos de centro-esquerda ou de esquerda. Dessa forma, me preocupo com o tratamento que receberei deles quando ficarem sabendo que atendi pacientes militares e seus parentes".

Foi o que bastou. À noite, o casal voltou à nossa casa para me agradecer. O rapaz fora liberado e estava novamente trabalhando em seu turno de plantão no HC.

14

FATOS DIVERSOS

Durante a década de 1970, me dediquei de corpo e alma à carreira acadêmica. Para quem olha de fora, o percurso pode se assemelhar a uma escada suave em que se galgam os degraus, sem atropelos, um de cada vez – auxiliar de ensino, professor assistente, professor livre-docente, professor adjunto e professor titular. Essa escada, mais que fortalecer o sistema cardiovascular e aumentar a resistência respiratória, como ocorre com quem treina numa escada qualquer, me parecia uma corrida de obstáculos. Uma prova dura de enfrentar, a cada etapa mais complicada, com regras nem sempre, a meu ver, justas.

Se ainda em 1967 eu já havia obtido o doutorado pela Universidade de São Paulo e um PhD pela Universidade de Londres, só fui defender tese de livre-docência onze anos depois. Por que esse longo intervalo, muito mais curto para tantos outros? Hesitei muito antes de tomar essa decisão. Chegar ao topo seria o corolário de meu desejo adolescente de superar meu pai e, por extensão, o prof. Vasconcelos. Mas até decidir se, e quando, daria esse próximo passo, não fiquei parado, longe disso.

Antes de pôr de pé a primeira etapa do *impossible dream* do transplante, constituindo a Unidade de Fígado, como a chamávamos internamente, alternei atividade clínica e experimental. Na clínica surgem dúvidas que se esclarecem na experimental, ao passo que na prática experimental surgem novas ideias que podem ser aplicadas na clínica – atividades complementares e que se potencializam entre si.

Enquanto pela manhã realizávamos atendimentos no HC, no período da tarde trabalhávamos em Cirurgia Experimental no laboratório de fisiologia no edifício da FMUSP. Fizemos cerca de duzentas cirurgias em suínos, tema da minha tese de livre-docência em Cirurgia Experimental. Já com vistas ao transplante de fígado, submetíamos os suínos a uma hepatectomia total. Depois de extrair o fígado desses animais, nós os conectávamos a um sistema de circulação extracorpórea que pretendia exercer a função de fígado artificial pela perfusão do sangue do suíno hepatectomizado pelo seu fígado recém-retirado e resfriado. Não conseguimos a total substituição funcional do órgão, mas obtivemos produção de bile, síntese de albumina e produção de fatores de coagulação. Era um começo promissor. Na foto abaixo, à esquerda, o sistema que construímos, que constou da minha tese de livre-docência em Cirurgia Experimental, e, à direita, a máquina de assistência hepática atual produzida pela OrganOx.

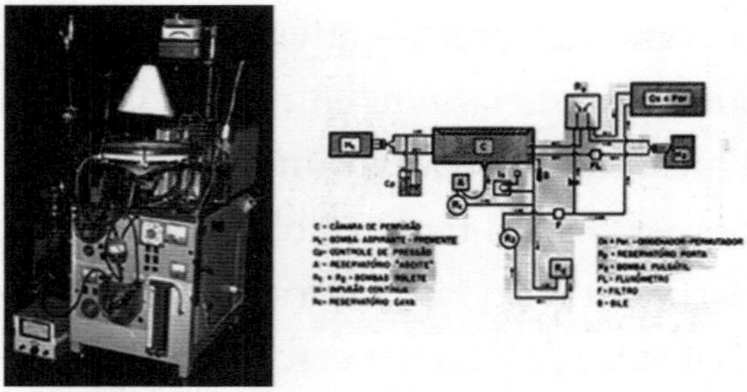

Sistema de assistência hepática temporária, idealizada em 1978, em minha tese de livre-docência de Cirurgia Experimental; e o esquema do circuito.

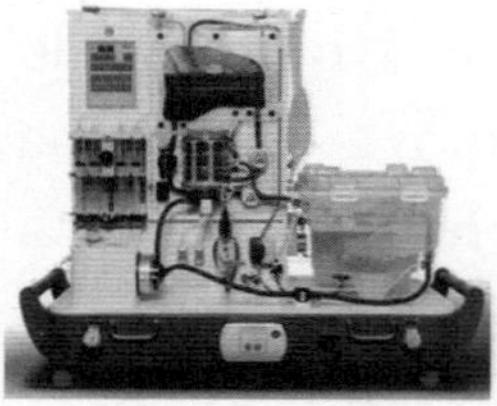

Sistema de assistência hepática atual da OrganOx.

Ao contrário dos cachorros a que tínhamos acesso, esses suínos eram criados em granjas, gozando de espaço e alimentação saudável. Os cães, que em tese também se prestariam a nossos experimentos, cresciam nas ruas e chegavam desnutridos, cheios de doenças, o que podia mascarar o resultado da pesquisa. Tínhamos o maior respeito pelos nossos porquinhos...

Certa ocasião – estávamos em 1973 –, Sergio Mies, que dava os últimos retoques em sua tese de livre-docência, precisava de alguns dados que só poderiam ser obtidos depois de determinado experimento cirúrgico em um suíno. Animal a postos, nós também, começamos a cirurgia num sábado de manhã. Era naquele momento ou nunca mais: a tese estava marcada, o prazo era inadiável. Por uma infelicidade, o anestesista errou a mão ao entubar o suíno, causando-lhe anoxia e parada cardíaca. Pedimos ao técnico que trabalhava conosco havia anos, homem simples e afável encarregado de alimentar e cuidar dos animais, que nos trouxesse um substituto. Constrangido, ele nos informou que aquele era o último animal disponível na FMUSP. Gelamos. Sergio mais que todos os demais, naturalmente.

Telefonamos ao criador pedindo um suíno de vinte quilos para entrega imediata. Ele poderia nos arranjar um, sem dúvida, mas não para entrega imediata: teríamos que buscá-lo. Sem problemas. Naquela ocasião, eu, fiel a minha paixão por carros, tinha um Porsche Carrera que atingia alta velocidade. E lá fomos nós, Sergio, eu e o técnico, que na volta, espremido no pequeno banco de trás – apelidado de "banco da sogra" naquele modelo, tão diminuto era – seguraria o porco.

Na ida, já percebi que o homem estava um pouco assustado com as derrapagens causadas pelas muitas curvas da estrada. Chegamos à granja criadora, pegamos nosso animal de vinte quilos acomodado num saco de estopa e o entregamos ao técnico no banco de trás. Iniciamos a viagem de volta sem problemas. Numa curva mais difícil, porém, perdi o controle da direção e o carro deu um cavalo de pau. Pálido e meio gaguejante, nosso ajudante, abraçado ao porco, tocou meu ombro e pediu: "Professor, o animal está quietinho, se o senhor não fizer questão, eu prefiro voltar de ônibus". Pedido naturalmente indeferido. A ciência exige coragem!

15

UNIDADE DE FÍGADO

Em 1975, a Unidade de Fígado, que os alunos apelidaram de Nasa, começava em grande estilo. Localizada na ala central do terceiro andar da FMUSP, ela era dotada de laboratório bioquímico, laboratório de hemostasia, unidade de radiografia, unidade de anatomia patológica, centro de cirurgia experimental e consultórios. Nela eram realizados os exames especializados dos pacientes atendidos no ambulatório geral e os internados no oitavo andar do HC na enfermaria também sob minha responsabilidade. Formamos um núcleo de vanguarda.

Dentre as contribuições mais marcantes da implementação desse núcleo, ressalto:

- estudo prospectivo para identificação da técnica operatória para tratamento de varizes de esôfago sangrantes na esquistossomose mansônica que causasse menos encefalopatia portossistêmica e menor índice de recidivas hemorrágicas (descrição adiante);
- preparo dos pacientes para segmentectomias parciais (estudo radiográfico, de coagulação sanguínea e biópsia hepática);
- seleção e acompanhamento dos pacientes submetidos a transplante de fígado com doador falecido e também com doador vivo.

No Brasil, nessa época, essas atividades eram realizadas unicamente nesse centro, atraindo muitos estagiários de outros estados e outros países da América do Sul – estagiaram 35 profissionais de São Paulo, sete de outros estados e nove do exterior. Vários deles desenvolveram a seguir, em seus centros de origem, unidades de hepatologia e de transplante de fígado. Cláudio Lacerda, do Recife, e José Huygens Garcia, do Ceará, por exemplo, constituíram centros de hepatologia em seus respectivos estados, realizando transplantes de fígado com ótimos resultados.

Por essa época iniciei minha atividade clínica no Setor de Cirurgia do Aparelho Digestivo, sob direção do prof. Arrigo Raia, que dividiu a especialidade em cinco grupos, indicando-me chefe do grupo de fígado. O sobrenome Raia começava a fazer história – meu pai, Paulo Raia, cirurgião; meu primo Arrigo Raia, filho do meu tio Giovanni (empreendedor no ramo farmacêutico), cirurgião; e eu, Silvano, também cirurgião. Três representantes de duas gerações comprometidas com a cirurgia.

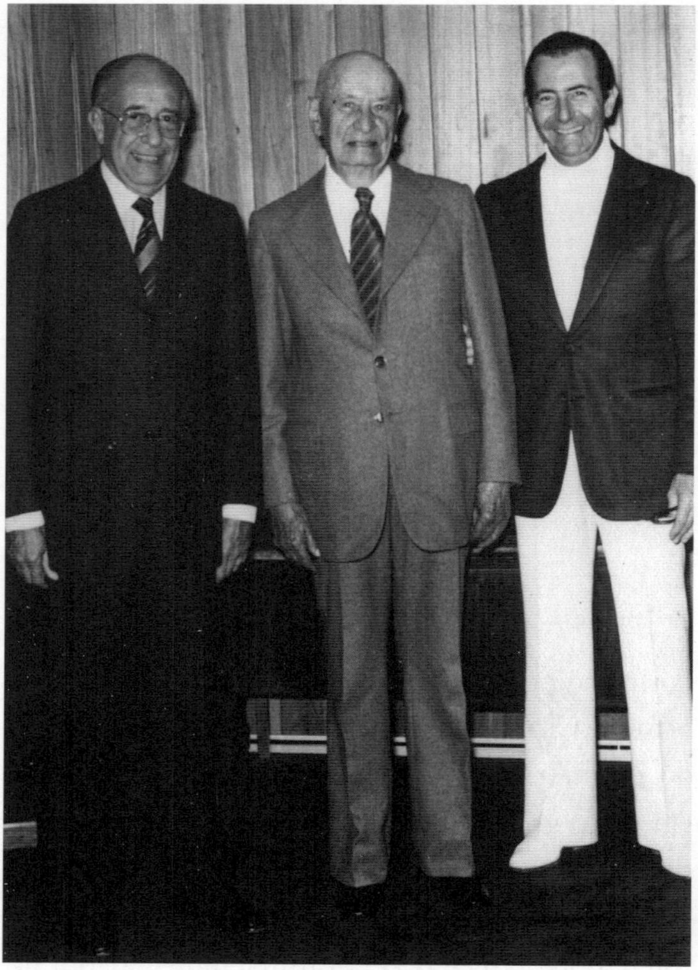

Duas gerações de cirurgiões com três representantes: meu primo Arrigo, meu pai e eu.

Tudo acontecia ao mesmo tempo. Criei também nesse período a Unidade de Tratamento Intensivo de Varizes do Esôfago Sangrantes (Utives). Em 1977, com a colaboração dos colegas que tinham voltado do exterior, iniciamos o primeiro estudo prospectivo da literatura para avaliar os resultados tardios das três técnicas cirúrgicas então mais empregadas para tratamento de varizes sangrantes de esôfago na esquistossomose mansônica: a técnica descrita por Edmundo Vasconcelos, esplenectomia mais ligadura externa das varizes gastroesofágicas; anastomose esplenorrenal clássica; e anastomose esplenorrenal seletiva. Vale uma explicação didática sobre esses tipos de cirurgia para comprovar a importância desse estudo pioneiro.

O *Schistosoma mansoni* é um verme cujas larvas são liberadas em lagoas (denominadas "lagoas de coceira", reduto preferencial de jovens que nelas se divertem, nadando). As larvas dos vermes penetram na pele e causam muita coceira. Uma vez no subcutâneo, elas migram para o sistema porta, aí depositando seus ovos, que então migram para o fígado. Uma vez no fígado, eles obstruem os espaços porta intra-hepáticos, determinando hipertensão a jusante que causa aumento do baço e varizes no esôfago, cuja ruptura leva a uma grande hemorragia digestiva, com eventual aspiração brônquica, asfixia e óbito.

Analisamos o seguimento de 94 pacientes operados ao longo de um período de oito anos. Vieram à Unidade de Fígado pacientes dos lugares mais distantes do Brasil, onde a esquistossomose era endêmica, em parte por falta de saneamento, em parte por falta de tratamento adequado à doença em seu estágio inicial ou pelo diagnóstico tardio.

A anastomose esplenorrenal clássica descomprime o sistema porta, permitindo que o sangue intestinal seja lançado diretamente na veia cava sem passar pelo fígado. Constatamos a incidência de 26% de encefalopatia entre os pacientes operados com essa técnica. A anastomose esplenorrenal seletiva, sem a retirada do baço, permite que o sangue intestinal continue indo para o fígado. O resultado foi a incidência de 7% de encefalopatia. Vale dizer que a encefalopatia decorre da intoxicação do cérebro por substâncias não metabolizadas pelo fígado em consequência do desvio direto do sangue portal para a veia cava. Os melhores resultados foram obtidos com a técnica de Vasconcelos, que não desvia o sangue portal para a veia cava, causa da encefalopatia. A retirada do baço faz parte do protocolo cirúrgico dessa técnica. Saliente-se, porém, que a operação de Vasconcelos não impede recidivas, ainda que menos graves.

Ao mesmo tempo, reiniciei ressecções regradas de fígado – do segmento lateral esquerdo, de todo o lobo esquerdo e também do lobo direito, sabidamente mais difícil, uma vez que representa 60% do peso total do órgão e uma vasculatura de mais difícil acesso. Nessa época, Sergio Mies publicou uma técnica para ressecção dos segmentos V e VI.[6] Todas essas ressecções confirmaram a capacidade de, em poucas semanas, o remanescente do parênquima hepático regenerar-se até atingir o peso e o volume originais.

Doador (70 kg)
Regeneração do fígado

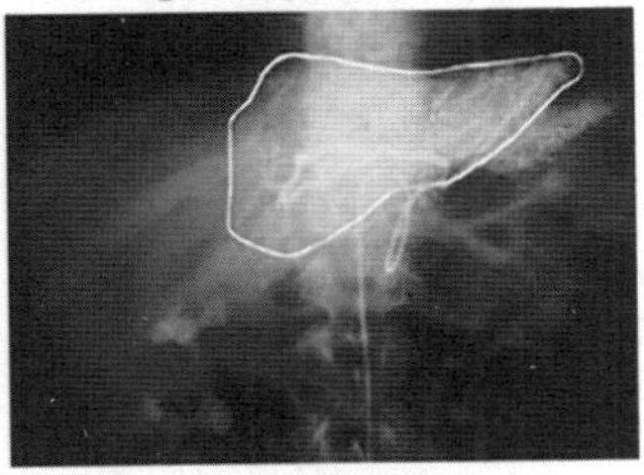

Arteriografia do lobo esquerdo recém transplantado

↓

Receptor (15 kg)
Moldagem do enxerto

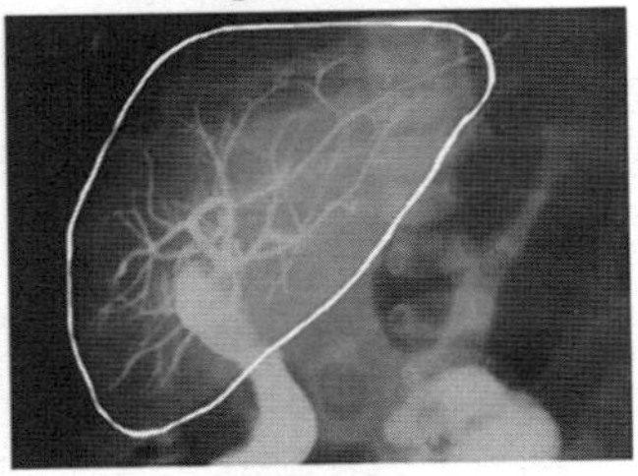

Colangiografia do mesmo lobo esquerdo após 3 meses do procedimento

Ou seja: ao retirar um pedaço do fígado, observamos que o órgão voltava a crescer até atingir o tamanho que tinha antes da ressecção. Essa constatação foi de extrema importância para idealizar o transplante de fígado intervivos. Mas primeiro era necessário efetuar um transplante com a doação do órgão de um doador falecido.

16

LIVRES-
-DOCÊNCIAS E
TITULARIDADE

Aos 48 anos, me vi numa encruzilhada. O aperfeiçoamento como cirurgião e a comprovada capacidade de liderança indicavam que havia chegado a hora de defender a livre-docência, etapa fundamental para me candidatar ao posto de professor titular.

Tanta hesitação, discutida por anos no divã do meu psicanalista, acabou rendendo duas teses defendidas no mesmo ano, 1978. Vencidos os fantasmas de meu pai e de Vasconcelos, lá estava eu apresentando uma tese na disciplina de Cirurgia Experimental, e outra em Cirurgia do Aparelho Digestivo.

A defesa tão postergada fez de ambas as teses verdadeiros compêndios sobre os respectivos temas. A de Cirurgia Experimental, "Assistência hepática temporária. Fluxo de comunicação com receptor anepático",[7] constituiu um volume de 351 páginas, 120 tabelas e 128 figuras, citando 302 referências bibliográficas. A de Cirurgia do Aparelho Digestivo, intitulada "Descompressão portal seletiva na esquistossomose mansônica",[8] tinha 328 páginas e 128 tabelas, citando 908 referências bibliográficas. Posso dizer, sem entrar no mérito do conteúdo, que elas me deram um trabalho gigantesco, uma vez que o acesso a publicações especializadas era muito mais difícil – à época, como não existia a internet, elas estavam disponíveis apenas em bibliotecas, em volumes físicos.

Com as livres-docências, superei um obstáculo importante, mas a corrida acadêmica ainda não se encerrara. Em 1981, haveria um concurso para professor titular de Cirurgia Experimental. Acontece que o regulamento da USP rezava que apenas professores adjuntos poderiam participar do concurso. A escolha de professores adjuntos era feita entre os livres-docentes por indicação do professor titular em exercício e mais quatro professores convidados por ele, que decidiam tudo a portas fechadas. Até aquele ano, eu não havia sido escolhido como professor adjunto em nenhuma das reuniões secretas. Assim, mesmo que eu tivesse escrito uma dúzia de livros ou publicado meia dúzia de teses, não estava apto a me candidatar à vaga, uma vez que o sistema parecia beneficiar conchavos.

Só me restava apelar à lei. Pela primeira vez na história, e até onde sei a única, impetrei um mandado de segurança contra o Conselho Universitário, alegando que todos os livres-docentes estavam aptos a exercer o cargo de titular. O mandado foi deferido e no período de sua vigência prestei o concurso. Fui aprovado pelos cinco membros da banca. Recebi catorze notas 10 e uma nota 9,5.

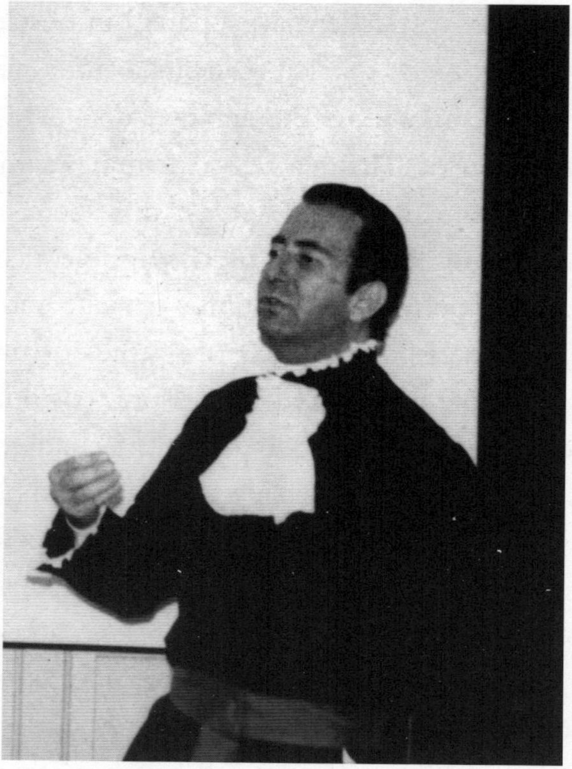

Eu durante o concurso para professor titular.

17

MINHAS MENINAS

A década de 1970, entre tantas realizações profissionais, me trouxe, no âmbito familiar, as maiores alegrias da vida.

Em março de 1973 nasceu minha primeira filha com Lina, Ana Beatriz. Já veio ao mundo linda, de cabelos loiros e olhos verdes. Com o passar do tempo, sua tez clara, aliada aos traços perfeitamente harmoniosos, lhe conferiram uma beleza de madona renascentista.

Minhas raízes peninsulares desejavam um menino, e na ocasião acho que eu nem mesmo conseguiria identificar as razões: uma criança do sexo masculino continuaria minha descendência? Perpetuaria meu sobrenome? Seria isso? Ao crescer, um menino poderia alcançar mais prestígio social e sucesso no trabalho? Afinal, meus conterrâneos não costumavam fazer votos de *auguri e figli maschi* aos noivos? Felicidades e filhos homens! (Ninguém mais pensava que a verdadeira razão desses votos consistia numa prática havia muito esquecida: filhas mulheres implicavam um dote ao noivo, o que significava uma considerável despesa à família da noiva por ocasião de seu casamento.)

Acredito que hoje boa parte dos genitores não acalenta mais esse desejo, ou pelo menos não o declara em público... Mas eu, bem, eu nasci em 1930, e ninguém questionava isso à época. O homem não é fruto do seu tempo? Por que eu seria uma exceção?

A ultrassonografia, embora descoberta no final da década de 1950, só foi fazer parte da rotina pré-natal a partir da década de 1980, e com ela os pais ansiosos por descobrir o sexo do bebê já tinham a resposta a partir da vigésima semana de gestação. Ou seja: eu, na ignorância (no amplo sentido da palavra...), até o nascimento de Ana sonhei com um varão. Se no íntimo me decepcionei ao saber que era uma menina, tudo foi prontamente esquecido quando a vi pela primeira vez. Foi amor imediato.

Em 1976, Lina engravidou mais uma vez. Quem sabe agora eu não teria um *figlio maschio*? Em outubro daquele ano nasceu Ana Paula. Outra *bambina*... Mas ao ver o rostinho moreno, os cabelos e olhos escuros, já não pensava em mais nada. Era o pai orgulhoso de duas meninas lindas. Que sorte a minha!

Devo confessar uma limitação, da qual hoje tenho consciência: me atrapalho ao lidar com crianças, não sei bem como agir. Talvez meu raciocínio muito cerebral não me permita essa interação, essa comunicação direta e sem amarras com os pequenos. Criança pensa como criança, e eu não poderia falar com elas de igual para igual. Mesmo com meus netos, quando a experiência poderia ter me ensinado alguma coisa a respeito das crianças, não acompanhei muito de perto a infância deles. Ficamos muito próximos quando eles estavam mais crescidos.

Não bastasse essa extrema racionalidade que tornava difícil o trato com os pequenos, eu tinha uma dedicação total à medicina. Quando nos mudamos para uma casa na rua Peru, no Jardim Europa, presente da mãe de Lina, acabei transformando o espaço de convivência no andar inferior numa extensão da faculdade e do hospital. Acordava todo dia às cinco da manhã e descia para estudar até as sete, quando tomava café e ia direto para a faculdade, de onde só voltava por volta das nove da noite. Quando não estava na faculdade, estava no "porão", onde reunia colegas, médicos assistentes e residentes promissores para falar, óbvio, sobre medicina. Não almoçava nem jantava com minhas filhas.

Não sei de onde saiu essa ideia de que as crianças tinham que viver apartadas dos adultos. Revendo minha vida hoje, só tenho a lamentar que dediquei mais tempo ao trabalho do que às minhas meninas. Felizmente tenho a sorte de ser longevo, o que me deu tempo para tentar reparar essa ausência na vida delas. E ainda tive os netos para me reabilitar.

Quando meus netos já estavam com 12 anos, pré-adultos, passei a reuni-los toda quarta-feira na minha casa, para aulas sobre assuntos os mais variados: biologia, astronomia, origem da vida, música sinfônica, operística, balé clássico, dança cossaca, tango. Mas devo dizer que, no meu caso, o ditado "O uso do cachimbo faz a boca torta" se aplicou à perfeição. Minha alma professoral fazia desses encontros verdadeiras aulas, a sala da minha casa se transformava numa sala escolar. Os netos podiam perguntar, é claro, mas desde que levantassem a mão. Nada de interrupções intempestivas!

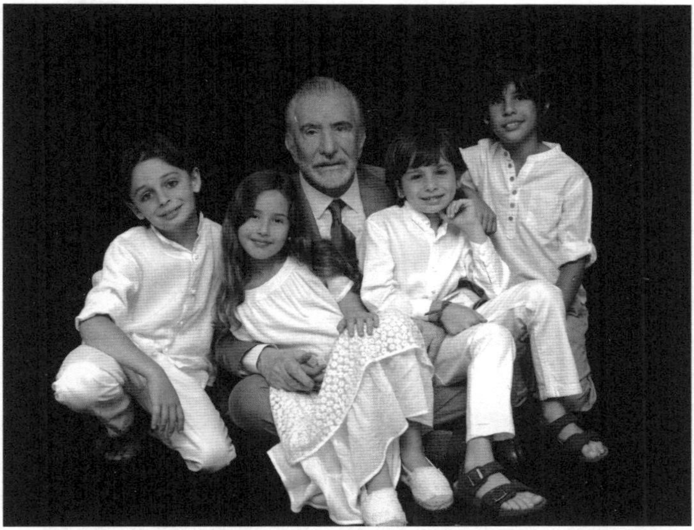

Com meus netos, Raphael, Stella, Mariano e Lucas.

Acho que, apesar dessa disciplina protocolar, mostrar a eles aspectos da cultura humana pelos quais, sozinhos, eles não se interessariam, teve seu valor. Os resultados dessa disciplina avoenga me parecem promissores. Todos os quatro estudaram na Saint Paul's School, escola internacional britânica, e estão colhendo os frutos de uma boa educação e da disciplina que passei para as minhas filhas, e elas a eles.

Os dois mais velhos, Lucas, primogênito de Ana; e Raphael, de Paula, já são universitários. Estudam economia – Lucas, numa universidade brasileira de primeira linha, e Raphael numa universidade de ponta nos Estados Unidos. Mariano, o caçula de Paula, já escolheu seguir o mesmo caminho do irmão e do primo. Stella, a caçula de Ana, ainda procura uma inspiração profissional, mas é muito jovem, tem muito tempo pela frente.

Ana e Paula tiveram a garra necessária para se firmar profissionalmente. Ana é uma *coach* respeitada, com formação nos Estados Unidos. Herdou, para meu orgulho, minha capacidade de comunicação e a facilidade de expressão para transmitir suas ideias, o que a situa num patamar superior entre seus pares.

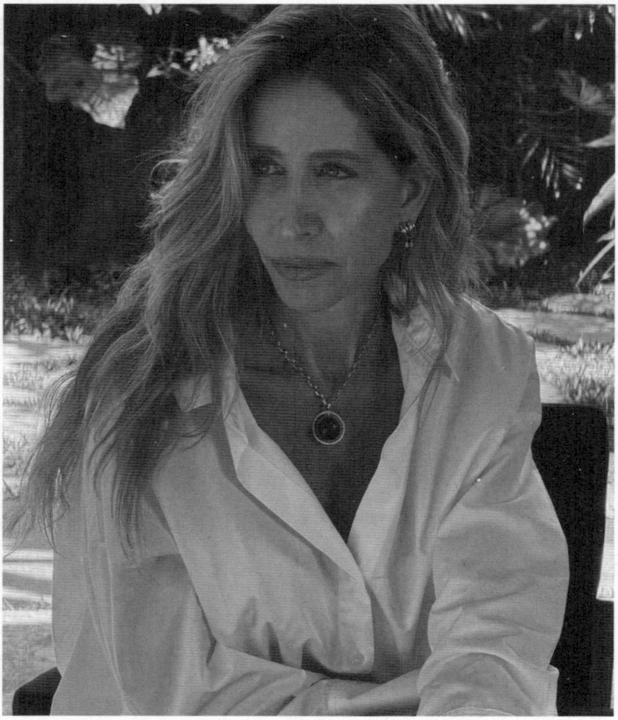

Minha filha Ana Raia.

Paula herdou meu senso estético e minha capacidade de organização: criou sua marca de roupas, Paula Raia, sinônimo de bom gosto e criatividade. E extrema sofisticação.

Fiz um bom trabalho como pai? Não sei. Agora cedo o espaço às minhas meninas e netos, para que eles manifestem a visão do pai e avô que têm e tiveram.

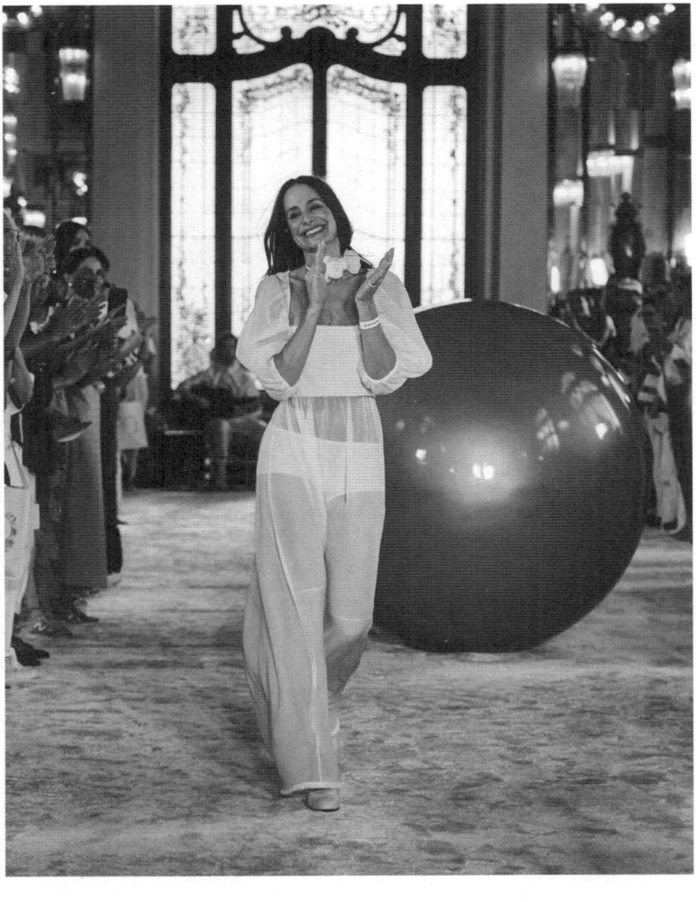

Minha filha Paula durante o desfile de sua coleção "Eu Palco – Meu Tempo no Mundo", no Theatro Municipal de São Paulo.

18

“OSSO, OSSO, OSSO, ESSA FAMÍLIA É UM COLOSSO!”

Por: Ana Raia

Sim, meu pai nos ensinou a cantarolar essa máxima, ou melhor, esse *jingle* criado por ele.

Médico genial, não tinha muito jeito com crianças. Cresci sentindo falta dele. Ainda pequena, não entendia sua fidelidade à medicina, verdadeira devoção.

Foi só depois de adulta – uma conexão mais sólida entre nós começou a despontar quando ele se separou da minha mãe – que compreendi a importância que ele sempre deu e dá à nossa família. Não como aquele pai sempre presente – o trabalho dele não permitia –, mas como o pai que mesmo à distância estava e está atento a nós.

Hoje, nós três (ele, Paula e eu) somos muito unidos, amigos, confidentes. Suspeito que estamos vivendo a forma mais "colossal" da nossa família – com esse pai e avô de 94 anos. Ele costuma dizer que a família é como o "pique" do pega-pega, ou seja, um espaço seguro para o qual voltamos a fim de nos alimentar de amor sempre que precisamos.

Nem sempre foi assim. Sua paixão era mesmo o trabalho e a busca por seus sonhos, que o tirava de casa bem cedo, quando ia para a Faculdade de Medicina. Era ali que estava o cerne de sua vida, era onde encontrava a razão de seu viver, seu propósito e alimento.

Quando meus pais se separaram, eu tinha 23 anos e morava nos Estados Unidos, em San Diego, na Califórnia, onde fazia faculdade de publicidade. Precisei de muita terapia – para aceitar, entender e perdoar sua falta. Mas hoje só tenho amor e gratidão no coração. Acho que só compreendi a grandeza do meu pai há uns 23 anos, quando ele fez 70 anos, na cerimônia de sua aposentadoria.

Naquela ocasião vi centenas (de verdade, eram centenas) de pessoas transplantadas por ele. Meu pai jamais trabalhou por dinheiro, não era esse seu objetivo. Ele queria sonhos impossíveis, tanto que foi o responsável pelo primeiro transplante de fígado no Brasil. Daí, foi além, com o transplante intervivos, uma revolução em sua área. E até hoje segue levando adiante projetos pioneiros, que alimentam seu espírito e preenchem seu coração.

Silvano nunca negou ajuda médica. Por vezes até insistia para o ajudado querer a ajuda (*risos*). Explico: uma vez fomos a um restaurante e um garçom estrábico nos atendeu. Meu pai não resistiu e convenceu o rapaz a fazer uma cirurgia para livrá-lo do estrabismo. O garçom concordou, e ele agendou a cirurgia. Deu tudo certo.

Sua fidelidade a seus propósitos é inspiradora. Contudo, ser filha de uma pessoa extremamente bem-sucedida e genial não é fácil. A busca pela superação se torna um norte; o sucesso, um lugar a ser alcançado. Não que isso tenha sido imposição dele, nem que eu tenha conseguido atingir esses objetivos, mas nas entrelinhas da cartilha pela qual ele nos ensinou está registrado o dever da entrega, de superar a si mesmo e de se sobressair.

Meu pai é e sempre foi muito disciplinado, exigente e extremamente crítico consigo, e não tem como isso não transbordar. Foi a partir desse exemplo que aprendi o valor do trabalho, da dedicação e da importância de fazer o bem não importa a quem.

Paula e eu, e acredito que também nossos filhos, fomos moldados para não desistir. A garra, a persistência e o trabalho com afinco é uma marca por aqui. Às vezes exageramos, e sofremos. Ninguém é filha de Silvano Raia impunemente, a programação existe. Ele me faz acreditar que todo e qualquer problema pode ser superado. Mas sabemos que às vezes dá certo, às vezes não.

Hoje ele está à frente de um projeto único que trabalha com a possibilidade de transplantar órgãos de suínos em humanos. É um homem aberto às mudanças, comprometido com o aprendizado contínuo, sabe que por meio da dedicação a gente pode se tornar um ser novo a qualquer momento de vida.

Se eu for longeva, como são os meus, da família Raia, estou apenas na metade da vida e ainda posso viver muitas outras vidas ao longo dos anos que tenho pela frente.

Por agora celebro a bênção de tê-lo tão perto de mim. Hoje nossa relação é de grandes amigos, com conversas profundas, quase "terapêuticas". Temos almoços semanais, trocamos ideias, reflexões sobre a vida. Tenho nele um porto seguro emocional.

Muitos buscam a fórmula para uma vida longeva e de qualidade. Com meu pai, entendi que não há qualidade de vida na zona de conforto, que os desafios são convites da vida ao nosso crescimento. E tenho certeza de que... "Osso, osso, osso, essa família é um colosso!".

19

DOIS PAIS, UM SÓ CORAÇÃO

Por: Paula Raia

Tive dois pais. Ou melhor, um só dividido em dois tempos.

Na infância, ele era uma figura quase mítica: severo, concentrado, sempre absorto em suas muitas ocupações. Habitado mais por ideias do que por gestos. Quando não estava na Faculdade de Medicina, estava no subsolo de casa — entre aquários, livros e discussões médicas indecifráveis para mim, que observava tudo tentando entender o mundo dele.

Foi só adulta, depois da separação dos meus pais, que conheci seu outro lado. No apartamento silencioso onde ele passou a morar, encontrei um homem vulnerável, triste, com saudade do que tinha perdido, como se estivesse à espera de alguma ponte para sair dali. Mesmo entre mágoas, conversas, acertos de contas, houve acolhimento e uma vontade mútua de recomeçar. E recomeçamos.

Com o tempo, ele entrou na minha vida. E eu, na dele.

Aos poucos, descobri um verdadeiro encantador de pessoas. Um pai presente e amoroso, um médico que quer salvar o mundo e um amigo atento. Um espírito inquieto sempre à frente de seu tempo, que se importa com o mundo ao seu redor, que escuta, que matuta (e muito!), além de ser um grande contador de histórias.

Uma de suas maiores marcas em mim é, sem dúvidas, a capacidade quase invisível de tirar ideias do ar e moldá-las com as mãos. De imaginar o que ainda não existe e fazê-lo existir. Ele no corpo humano, eu no corpo do mundo.

Não foi um caminho sem arestas. O que nos move é a construção. A escuta. O gesto. A vontade de atravessar o tempo com um propósito maior.

Nos parecemos em muitos aspectos — o que explica nossas discussões épicas, muitas vezes travadas com fervor teatral. Já houve até uma vez em que, exaltado durante um debate, ele abriu a porta com o carro ainda em movimento. Era só o drama necessário para pontuar uma ideia. Uma ópera cômica em plena marginal Pinheiros.

Esse é meu pai, que ao mesmo tempo que tem a certeza de que é Deus na Terra, consegue rir de si sem perder o charme. Um otimista implacável mesmo diante dos maiores obstáculos. Vive na própria órbita que constrói diariamente e mesmo assim se faz presente na vida de quem ama.

O mais bonito é que na altura dos seus 94 anos ele continua com o mesmo fervor daquele jovem médico que ficava enfiado no subsolo. Só que todo o empenho e dedicação outrora dedicados às ciências médicas hoje são direcionados em maior parte para as filhas, netos e amigos.

E aqui atesto minha emoção e registro como inspiração a capacidade de Silvano Raia, meu pai, de conjugar o amor.

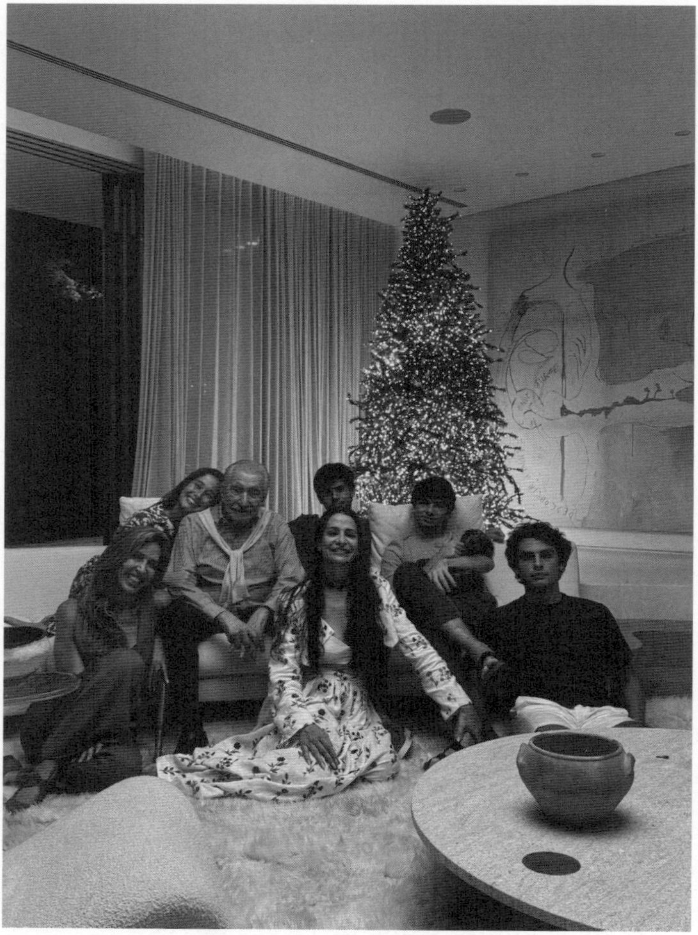

Natal com minhas filhas e netos.

20

NETOS

LUCAS RAIA NEUBAUER DA SILVA, 20 ANOS

Meu avô é uma pessoa única: um grande contador de histórias, um homem de bom gosto, que se veste bem e trabalha duro. Como professor também é inspirador. Em todos os nossos longos almoços, só nós dois, falamos de tudo, e ele jamais deixa de me elogiar, estimular, levar minha autoestima às nuvens. Quando não concordamos, eu às vezes acabo cedendo porque ele é muito bom de conversa. Compartilhamos a paixão pelo cinema e trocamos indicações de filmes, bem-vindas de parte a parte.

Sempre foi bom visitá-lo, participar dos almoços maravilhosos, em que se come muito bem. Ele é um homem muito ligado no mundo, antenado com o que se passa, o que faz dele uma ótima companhia.

Em cima da cômoda do meu quarto eu botei uma das muitas medalhas que ele ganhou pelo seu trabalho e me deu de presente. É muito bom ter essa referência na família. Mas é sobretudo o seu vigor que tento replicar na minha vida.

RAPHAEL RAIA ALTERIO, 19 ANOS

Comecei a entender o que meu avô fazia quando eu tinha uns 7 anos. Estávamos em casa, meu pai falou alguma coisa sobre biologia e meu avô resolveu explicar. Não lembro de onde ele tirou um sapo e o dissecou na nossa frente. Um espetáculo que não dá para esquecer. *Então era isso que um médico fazia*, pensei, era isso que meu avô fazia. Era uma dedução incompleta, mas eu tinha 7 anos...

O professor doutor, pioneiro do transplante de fígado, só apareceu para mim mais tarde. Primeiro ele foi o avô dócil e carinhoso, do jeito dele. O professor é único.

Ele nunca tentou nos pressionar para estudar medicina. Eu até pensei em ser psiquiatra, mas desisti antes mesmo de começar. Não estava preparado para tantas renúncias como as que meu avô teve que fazer na sua profissão.

Somos próximos e grandes amigos, conversamos sobre tudo. Divergimos em algumas coisas, mas ele é um ouvinte atento, aceita novas ideias e jamais tenta impor as suas. Como estou estudando nos Estados Unidos, nos falamos pelo menos uma vez por semana por vídeo.

Dividimos uma paixão comum por carros. Quando ele soube que ganhei um carro com motor de quatrocentos cavalos, me escreveu imediatamente para dizer que deveria ter muito cuidado porque o motor era muito potente.

Claro que sou um admirador dele em todos os aspectos, mas o que mais me toca é sua capacidade de mudar ao longo da vida, trocando aos poucos seu papel do grande médico pelo de pai e avô, colocando a família em primeiro plano. Meu amor por ele cresceu ainda mais.

MARIANO RAIA ALTERIO, 17 ANOS

Até uns 12 anos eu só sabia que meu avô era médico, professor, e que tinha feito o primeiro transplante de fígado do Brasil. Não tinha a dimensão da importância dele. Nessa idade, nós, os netos, começamos a participar das homenagens que lhe eram feitas, e eram muitas. Fui percebendo o respeito que ele inspirava nos colegas, a atenção com que era ouvido.

Com a gente meu avô não falava de medicina, preferia saber dos nossos interesses, e talvez venha daí minha ignorância sobre quem era ele fora do âmbito familiar. Dava para notar que tinha prazer em estar em nossa companhia, especialmente nos encontros de toda quarta-feira. Ele decidiu que precisávamos ampliar nossa visão de mundo, e por isso nos reunia semanalmente para aprendermos sobre balé, astronomia, o Big Bang. Às vezes era difícil prestar atenção, manter o foco, mas o professor não permitia bagunça ou interrupções. A paciência, ou a falta de paciência dele, é lendária! Mas hoje vejo como foram importantes para a minha formação essas aulas de meu avô.

Acho que herdei dele a sinceridade, a falta de filtro para dizer o que penso. A genética fala alto. Se for assim mesmo, gostaria de também herdar seu vigor e persistência em perseguir o que ele chama de *impossible dreams*. Até os 92, 93 anos, era ativíssimo; viajava pelo Brasil, dando seu melhor para realizar o projeto de sua paixão mais recente, o xenotransplante. A covid e a hospitalização o abalaram um pouco, mas sei que ele vai conseguir. Nada detém o professor!

STELLA RAIA NEUBAUER DA SILVA, 17 ANOS

Sou a neta caçula, a que ficava aconchegada nele nas reuniões das quartas-feiras. Na condição de única neta mulher, ele me trata como princesa. Se, quando estamos todos juntos, alguém deixa escapar um palavrão, ele imediatamente dá bronca: um avô à moda antiga, nesse sentido.

Ele dá atenção individual a cada um de nós. Almoçamos muitas vezes juntos, ele e eu, e o assunto não acaba. Ouço histórias da paixão pela minha avó, o primeiro encontro, o sapato alto que ela usava, a promessa dele de se casar com ela... Mas ele não vive apenas do passado, se interessa pelo que se passa hoje, agora. Eu não conhecia a história do Xangai, só soube dela ao ver a foto que ele selecionou para o livro. Ele me contou e frisou a lição: olhar sempre para o obstáculo que está mais adiante.

Meu irmão e meus primos já escolheram suas carreiras, todos voltados para a economia. Eu ainda estou decidindo. A única certeza até agora é que não será na área de exatas. Sinto que tenho a determinação da minha mãe e da minha tia Paula, uma herança preciosa do meu avô. Por isso, qualquer que seja minha escolha profissional, quero levar essa determinação que tem a marca Raia. Sonho ainda mais: gostaria de ser capaz de viver uma grande realização, como aquela que meu avô experimentou quando criou o transplante de fígado intervivos. Era uma ideia que parecia inviável, maluca, que foi transformada em realidade pela determinação dele. Para mim, ele é um símbolo e um grande amor.

21

DÉSPOTA ESCLARECIDO

Em 1982, passados dois anos de minha aprovação como professor titular, fui eleito diretor da Faculdade de Medicina da USP.

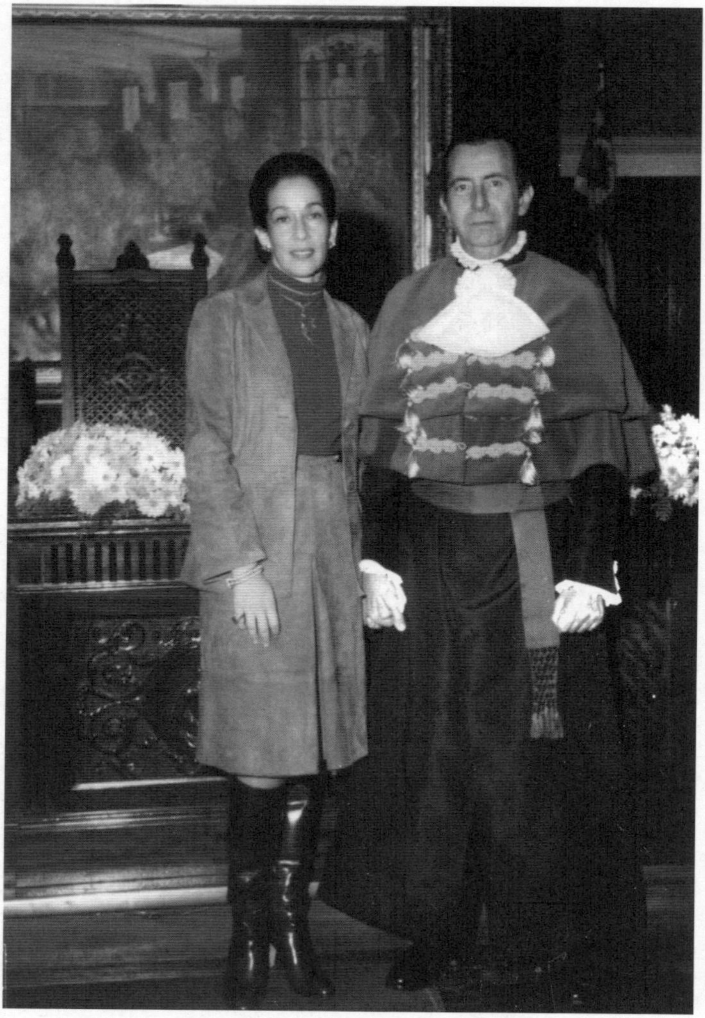

Com Lina durante a minha posse como
diretor da FMUSP, em 1982.

Esse reconhecimento por parte dos colegas confirmou minha suspeita de que anos antes minha carreira acadêmica estaria sendo dificultada por não me conferirem o título de professor adjunto, então pré-requisito para a titulação. Como pude constatar com a minha eleição, às vezes a justiça se impõe com a necessidade de um mandado de segurança. *Maktub*, diriam os árabes. Estava escrito!

Ao longo dos meus quatro anos como diretor, pude fazer muita coisa, e não perdi tempo. Entre outros feitos, apoiei a criação da Fundação Faculdade de Medicina que hoje administra o Hospital das Clínicas e o Instituto do Câncer, reestruturei os cursos de fisioterapia, fonoaudiologia e terapia ocupacional e criei a disciplina de Cirurgia Geral.

Também procurei corrigir uma das cruéis distorções de promoção na carreira acadêmica, tentando dar um basta à "endogenia" tão frequente nas instituições dirigidas por colegiados.

Um candidato menos qualificado podia vencer o concurso se tivesse o suporte de outros professores da congregação com os quais mantinha boas relações e dividia interesses. Mais tarde, esses mesmos patrocinadores poderiam pedir e obter o apoio do antigo protegido para um novo candidato ainda mais medíocre. E assim se perpetuava uma política clientelista, de troca de favores.

Por essa camaradagem que não tem nada a ver com trabalho ou mérito, em 1983, Adib Jatene quase ficou fora da corrida pelo título de professor titular de Cirurgia Torácica, quando da aposentadoria do prof. Euryclides J. Zerbini. Adib Jatene, sim, porque ele não tinha o título de doutor. À época, era este o regulamento da USP: sem título de doutor ninguém poderia se inscrever no concurso de professor titular.

No dia da aprovação dos candidatos inscritos, foi rapidamente aceita a inscrição do prof. Geraldo Virginelli, chefe de clínica do prof. Zerbini, que na ocasião estava se aposentando compulsoriamente por ter atingido 70 anos. O então secretário da FMUSP, Dante Nese, achou que o assunto estava liquidado – pronto, Virginelli é candidato único! – e chamou o próximo item da pauta. (Devo dizer que eu não tinha nada contra o Virginelli, excelente cirurgião, porém tinha em mente outro nome.)

Antes de dar prosseguimento à sessão, interrompi o secretário e pedi que lesse em voz alta, no regulamento da USP, o trecho que tratava da inscrição para professor titular. A regra estipulava que candidatos de notório saber poderiam prescindir do título de doutorado, e foi isso que os membros da congregação ouviram. Perguntei se conheciam o trabalho de Adib Jatene em Uberaba, e, por favor, que levantassem a mão aqueles que o desconhecessem. Mão nenhuma foi erguida... Assim, informei à congregação que a inscrição dele estava aceita por notório saber. Adib Jatene prestou e venceu o concurso. O resto é história.

Não se podem vencer todas as batalhas, infelizmente. O critério do vestibular para os alunos de medicina, por exemplo, era uma pauta que eu gostaria de ter mudado. E tive a confirmação de que estava certo quando vi mais gente, mundo afora, com a mesma ideia. A medicina se exerce depois de muito estudo, com o começo do aprendizado na faculdade, mas a personalidade que faz um bom médico já vem com o candidato.

Viajei a Israel, como convidado, para me inteirar dos critérios de seleção de uma escola médica modelo, em Beer Sheva, no deserto de Neguev, que escolhia os candidatos não tanto por seus conhecimentos, mas por sua personalidade. Um rabino, um professor de medicina, um militar e um representante da sociedade civil se encarregavam do exame – peculiaridades de um Estado *sui generis*, que instituiu critérios que só poderiam ser adotados por eles. Caberá às novas gerações aqui no Brasil pensar numa avaliação que contemple conhecimento e personalidade.

Em companhia de Lina, estendi aquela viagem à União Soviética, e lá aprendi muito sobre a cultura e a história russas. Fiquei particularmente encantado com a trajetória da czarina Catarina, a Grande, protetora das artes e da ciência, legítima representante do despotismo esclarecido. E confesso, sem modéstia e com certo acanhamento, que me identifiquei com aquela estadista.

Em 1983, com o Laboratório de Investigação Médica (LIM) da Unidade de Fígado instalado no prédio da FMUSP, foi natural que o Departamento de Cirurgia me transferisse para a disciplina de Clínica Cirúrgica para aplicar em pacientes o que aprendíamos experimentalmente em animais. Com isso, foi possível construir no oitavo andar da ala central do HC a unidade clínica da Unidade de Fígado, com distribuição arquitetônica e acabamento semelhantes à Unidade Experimental na FMUSP.

Dediquei minha vida profissional à carreira acadêmica e respeitei os limites impostos pelo regime de dedicação integral e exclusiva pelo qual tinha sido contratado. Até minha aposentadoria da FMUSP nunca tive consultório fora da faculdade, tampouco operei em hospitais particulares. Era à Faculdade de Medicina da USP e ao HC que devia minha lealdade e trabalho. Eu tinha um salário, como todos os professores, e não recebia nenhum outro tipo de remuneração pelos meus serviços. E honrar esse compromisso às vezes podia ser complicado.

Numa manhã de terça-feira de Carnaval, em 1984, recebi um telefonema do então governador da Bahia Antônio Carlos Magalhães (ACM), político de muito poder e muitas vontades. Ele me pedia que fosse a Salvador resolver um problema sério de saúde da sogra de seu filho. Ela havia sido operada três vezes em apenas dois dias para interromper uma hemorragia digestiva, tendo-lhe sido, sucessivamente, ressecado praticamente todo o estômago, sem que a hemorragia fosse estancada. Como sempre, declinei. Se ele desejasse minha participação no caso como cirurgião, a paciente teria de se deslocar até São Paulo.

Não era um problema para ACM. Ele fretou um avião ambulância e horas depois a paciente dava entrada no PS do InCor. Logo no primeiro exame constatei que minha conduta dependia de um exame radioisotópico para localizar precisamente o ponto do sangramento no trato digestivo. O problema era que o único técnico que realizava o exame estava de folga, descansando numa chácara no interior, sabe Deus onde. Afinal, era terça-feira de Carnaval. Informado dessa dificuldade, ACM, sem o meu conhecimento, descobriu seu paradeiro e o "raptou". Uma hora e meia depois o técnico chegava, de bermuda e chinelos.

O rapaz prontamente fez o exame e pude detectar a origem do sangramento no intestino delgado. Tratava-se de uma lesão ulcerada, consequente a uma doença de Crohn ectópica, muito rara naquele ponto do intestino. A infeliz paciente tivera dois terços do estômago ressecados sem indicação. O refluxo do sangue para o estômago explicava o erro diagnóstico. A cirurgia durou uma hora e consistiu apenas na retirada do pequeno segmento do intestino, sede do sangramento.

Meses depois dessa cirurgia bem-sucedida, recebi um novo telefonema do mesmo governador. Dessa vez ACM me pedia que fosse a Recife para resolver um problema de saúde de Gilberto Freyre: o autor do clássico *Casa-grande & senzala* não conseguia engolir devido a um divertículo no esôfago. Seguiu-se a negociação de praxe: eu só operaria no InCor. E ACM providenciou o traslado do paciente e a cirurgia foi feita, com resultado imediato. Freyre ficou agradecido e quis assistir a uma aula que eu daria em Recife, depois da qual nos convidou para um almoço em sua casa em Apipucos, subúrbio de Recife, onde morava. Fomos – Lina, ACM e sua esposa Arlette, eu e vários outros amigos.

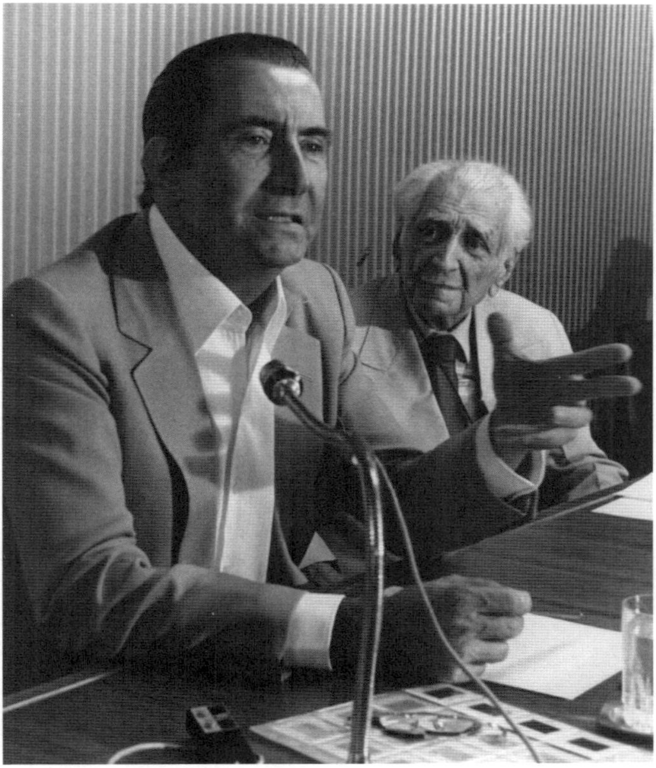

Com Gilberto Freyre durante uma conferência.

Durante esse almoço comemorativo, Gilberto Freyre, com muita verve, ergueu a mim um brinde original. Servindo-se de uma colherada de farofa, que engoliu a seco, disse: "Quem engole farofa sem água engole qualquer coisa. Estou curado". Nunca recebi outro brinde desse naipe.

22

ÉPOCA DE TRANSIÇÃO

Como vivo há quase um século, pude testemunhar a transformação da medicina tanto internacional quanto, sobretudo, aqui no país. É de todos conhecido o avanço geométrico que a medicina tem apresentado nos últimos cem anos. O Brasil sempre tentou acompanhar esse progresso.

Na minha infância, a cirurgia que meu pai exercia pouco acompanhava aquela que se desenvolvia no exterior. A anestesia era praticada com éter administrado por uma máscara Ombrédanne, e pedia-se ao paciente, ainda consciente, que assoprasse, porque assim fazendo aspiraria o anestésico com mais intensidade.

Os pacientes mais abastados iam se operar nos Estados Unidos, na Clínica Mayo ou na Clínica Cleveland. Mais tarde, aqueles que precisavam de pontes de safena para corrigir estenoses das artérias coronárias iam para Houston.

Progressivamente a medicina e a cirurgia brasileiras se desenvolveram, fazendo com que diminuísse essa migração em busca de tratamento. Provavelmente o transplante de coração realizado em 1968 pelo prof. Euryclides Zerbini tenha sido o marco divisório.

Hoje, no Brasil, realizam-se praticamente todos os tipos de cirurgia, bem como pesquisas de ponta.

23

FIGLIO, COME HAI FATTO?

Em meados dos anos 1980, já não tínhamos dúvidas: estávamos aptos a realizar o primeiro transplante de fígado do Brasil. Só não sabíamos quando ele ocorreria.

Cerca de vinte anos de planejamento nos haviam permitido prever todas as dificuldades que poderiam surgir durante e após a cirurgia, bem como definir a conduta a tomar. De fato, a equipe da Unidade de Fígado, que começara a trabalhar em 1972, em 1985 já havia feito mais de duzentas hepatectomias em suínos, parte do material da minha tese para livre-docência em Cirurgia Experimental, e dezenas de segmentectomias regradas em humanos. Estávamos prontos para o primeiro transplante de fígado com doador falecido.

Vale notar que, após transplantar suínos, ampliamos nosso campo de aprendizado usando cães. Entretanto, como já disse, os cães que estavam à nossa disposição eram animais de rua que davam entrada no laboratório com deficiência alimentar, verminoses e outras doenças que dificultavam sua sobrevivência por mais de dois ou três dias após o transplante. Assim, naquele mesmo ano decidimos comprar duas *beagles*, de um canil certificado, com a saúde em dia. A receptora, Aurora, como a chamamos, foi a primeira transplantada sobrevivente a longo prazo. O nome prenunciava uma jornada de prognósticos favoráveis. A cadelinha se recuperou tão bem que minhas filhas pediram para levá-la para nossa casa. E ela ganhou uma vida nova como mascote por mais de três anos, sendo medicada com ciclosporina – um agente imunossupressor – para evitar a rejeição do órgão transplantado.

Enfim chegara o momento de procurar um receptor humano entre nossos pacientes de ambulatório com doenças de fígado. No dia 28 de agosto de 1985, deu entrada na Unidade de Fígado do Hospital das Clínicas uma jovem de 22 anos portadora de um hepatoblastoma gigante, um tumor de quase cinco quilos – e um fígado normal não pesa mais do que um quilo. E, muito importante: o tecido hepático remanescente que não fora acometido pelo tumor era suficiente para manter preservada a função hepática. A paciente Maria Regina Mascarenhas, cearense, aluna da Faculdade de Direito da Universidade Federal do Ceará, tinha uma expectativa de vida de poucas semanas caso não recebesse um fígado novo. Ela apresentava as condições ideais para o procedimento por ser jovem e não apresentar insuficiência hepática, ou seja, alterações no sistema de coagulação que poderiam dificultar a hemostasia durante o procedimento cirúrgico, o que seria um problema para estancar uma eventual hemorragia. Assim, avisamos a Central de Transplantes que estávamos à procura de um fígado.

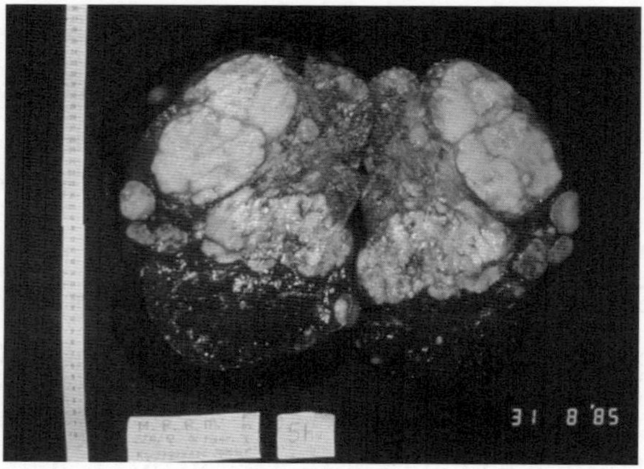

Fígado retirado da paciente transplantada, portadora de hepatoblastoma gigante (5kg).

Na tarde do dia 31 de agosto foi encontrado um doador de tamanho e tipo sanguíneo compatíveis. Tratava-se de um jovem de 24 anos, um rapaz carioca que viera a São Paulo tentar a vida e morrera num acidente de trabalho.

Às 23 horas do dia 1º de setembro, coincidentemente dia do meu aniversário, estávamos com tudo pronto. Havíamos realizado, ao longo de todo o dia, os tempos iniciais da operação no receptor — toda cirurgia é dividida em quatro etapas, e a primeira consiste em preparar o campo operatório; nesse caso, a área que receberia o fígado do doador. À época, essa etapa incluía um desvio venoso com bomba de rolete.

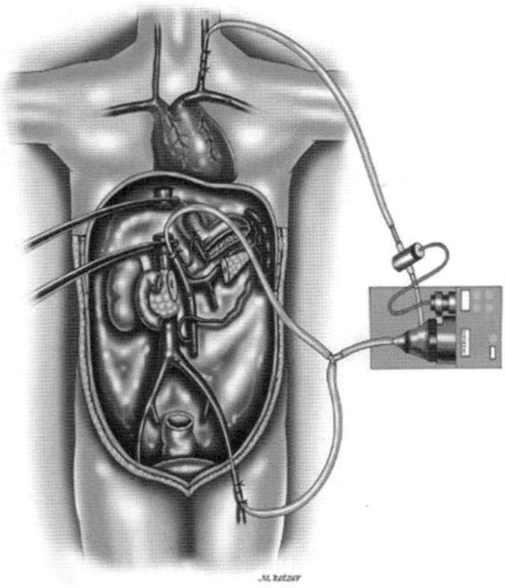

Esquema do *bypass* empregado no receptor,
durante o transplante com doador falecido.

O encarregado do controle da bomba foi o jovem cirurgião Fabio Jatene, hoje professor titular e diretor-geral do InCor. Um dos procedimentos mais difíceis da hepatectomia total é pinçar e cortar a veia cava supra-hepática – técnica conhecida como "clampeamento" –, que é muito curta (fica entre a superfície superior do fígado e o ventrículo direito do coração), exigindo uma posição especial dos ombros do cirurgião.

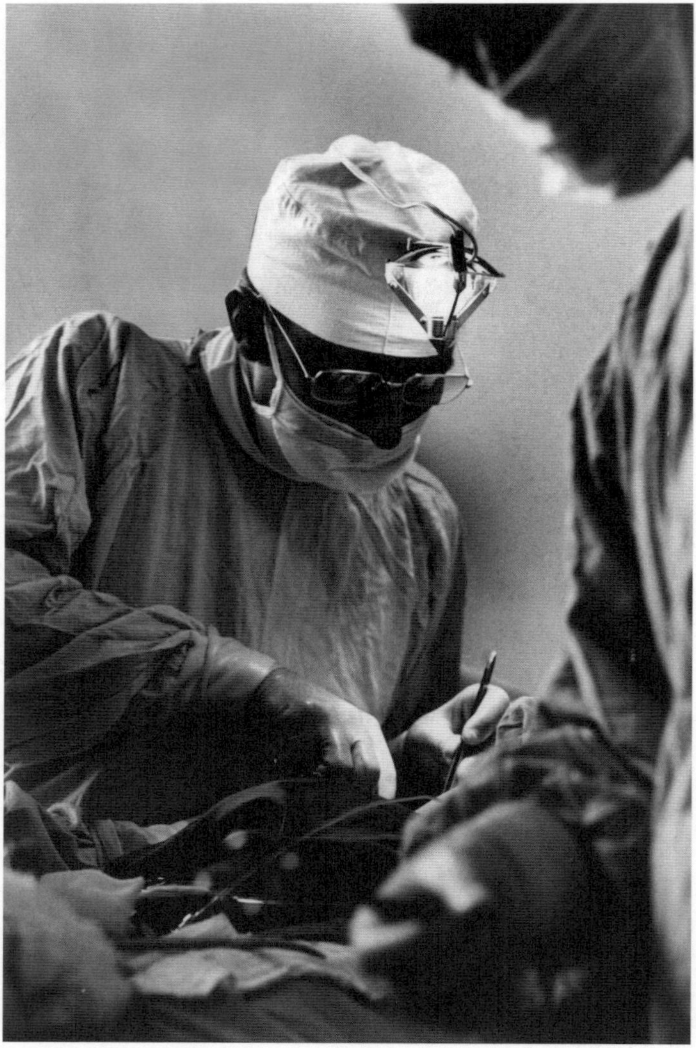

Clampeando a veia cava superior do receptor, durante o transplante com doador falecido.

A retirada do fígado do receptor só é realizada quando o órgão do doador já está no centro cirúrgico. Assim, o fígado de Maria Regina só foi extirpado trinta minutos depois que o do doador havia chegado, e após a constatação de que este apresentava todas as características necessárias para o implante. Esse é o momento em que ocorre o primeiro obstáculo a ser vencido numa cirurgia desse naipe: deixar funcionando o fígado do receptor, a essa altura já todo dissecado, até sua retirada para o transplante, de tal forma a evitar problemas de coagulação.

Na outra ponta, as funções vitais do doador precisam ser mantidas durante a retirada do enxerto, apesar do diagnóstico de morte encefálica. O médico Carlos Monteiro, experiente intensivista, fez esse trabalho no Centro de Fraturas da Lapa, para onde o doador havia sido transportado depois do acidente. A família acompanhava o processo e viu o tórax do rapaz se movimentar, uma vez que estava entubado e com o coração batendo. Nesse momento Monteiro temeu que os parentes pudessem voltar atrás e negar a doação. Felizmente, não foi o que aconteceu: todos entenderam que a morte encefálica era irreversível, e assim mantiveram a autorização para a doação. O corpo foi então encaminhado ao HC para a retirada do fígado.

Enquanto, no Instituto Central do HC, Sergio Mies retirava o fígado do doador e tomava as providências necessárias para sua preservação, no InCor, a poucos metros dali, nós procedíamos à abertura e o preparo do abdômen de Maria Regina para receber o fígado novo. O sincronismo foi perfeito.

Logo após a revascularização, o fígado transplantado adquiriu coloração normal uniforme e produziu bile. O campo cirúrgico foi fechado sem sangramento peritoneal identificável. Fabio Jatene havia telefonado ao pai, Adib Jatene, sugerindo que fosse ao InCor para ver o campo ainda aberto. Adib foi, examinou tudo meticulosamente e disse: "Esses americanos não sabem como operamos bem aqui no Brasil!". A operação durou 23 horas, contadas a partir do momento em que Maria Regina deu entrada na sala de cirurgia até o instante em que o cirurgião assistente suturou o último ponto no corte de vinte centímetros.

Havíamos realizado o décimo terceiro trabalho de Hércules, segundo a definição de Thomas Starzl, responsável pela sistematização da cirurgia do transplante de fígado, trabalhando no Hospital Presbiteriano de Pittsburgh. A revista *Veja*, que o entrevistou à época, conferiu-nos a capa e publicou uma grande matéria sobre nosso trabalho, com a seguinte manchete: "O triunfo dos transplantes. A medicina brasileira vence o desafio do fígado".

Além do passo a passo da cirurgia, num ritmo jornalístico de tirar o fôlego, a reportagem referiu o entusiasmo com que Maria Regina recebeu a equipe médica após o transplante. A equipe comandada por mim, pelo meu então braço direito Sergio Mies, e pelo anestesista Ruy Vaz Gomide do Amaral, com outros tantos profissionais da saúde, havia inserido o Brasil no mapa da melhor medicina praticada no mundo.

Já me perguntaram algumas vezes quais foram meus sentimentos depois do transplante. Um pouco de euforia, sim, mas sobretudo a sensação indescritível do *impossible dream* realizado. Sabíamos exatamente o que estávamos fazendo e o que esperar. Não tivemos surpresas na sala de cirurgia. Cada movimento e cada sutura era resultado de um aprendizado sedimentado. Colocamos toda a engrenagem em ação, e durante 23 horas trabalhamos numa espécie de transe; os tempos cirúrgicos estavam tão programados em nossas mentes que não havia espaço para hesitação.

O procedimento, inédito na América Latina, foi noticiado por todos os meios de comunicação, inclusive no exterior. Mas o que me deixou mais feliz foi o comentário do meu pai, também cirurgião, que, muito entusiasmado, fez uma pergunta de que não esqueço: "*Figlio, come hai fatto?*" – "Filho, como você conseguiu?".

Maria Regina, no terceiro dia do pós-operatório, já falava com a família pelo telefone e traçava os planos de voltar para casa. Xangai tinha vencido o último obstáculo de uma corrida de vinte anos.

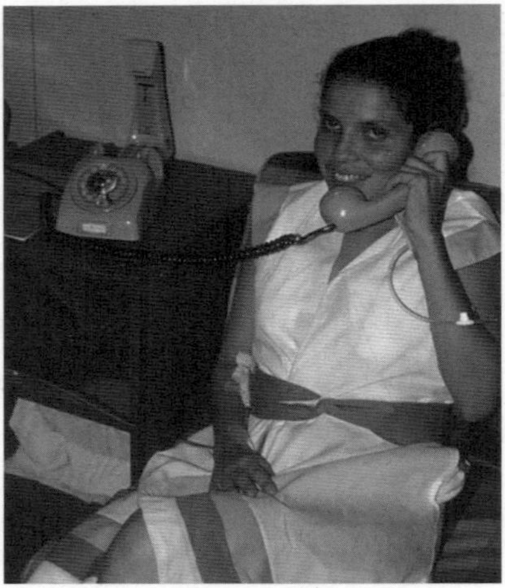

Paciente transplantada telefonando aos pais
no terceiro dia, após o procedimento.

A repercussão do transplante bem-sucedido estimulou a criação da Associação Brasileira de Transplante de Órgãos (ABTO), de cujo primeiro Conselho Consultivo participei. Sempre defendi o princípio, que prevalece até hoje no Brasil, pelo qual a distribuição de órgãos obedece exclusivamente à lista única de inscritos do SUS, lista essa que é de conhecimento público.

24

TRANSPLANTE INTERVIVOS

Depois de três anos de transplantes bem-sucedidos, nós nos deparamos com um novo desafio. Não dispúnhamos de doadores falecidos com fígado de tamanho que pudesse ser transplantado em crianças. A morte cerebral é muito rara nessa faixa etária, o que é compreensível: crianças são mais protegidas, não saem sozinhas, não se envolvem em brigas com armas nem dirigem motocicletas. Por outro lado, existem aquelas que necessitam de um fígado novo por apresentar atresia das vias biliares, entre outras doenças cujo único tratamento é o transplante.

A atresia das vias biliares é consequente a uma má formação congênita que se expressa pelo insuficiente desenvolvimento das vias biliares, que são os dutos que levam a bile do fígado até o duodeno, segmento inicial do intestino. Na atresia, a bile não tem por onde "escoar" e se acumula no fígado, produzindo o que se chama de "cirrose biliar".

Cortemos para o passado. Em 1957, o francês Claude Couinaud elaborou uma classificação anatômico-vascular do fígado que vigora até hoje. Ele identificou oito unidades funcionais do órgão que, por serem autônomas, possibilitam ao cirurgião realizar a ressecção de segmentos e unidades de parênquima, sem prejuízo do remanescente. Ao ler sua descrição dos ramos vasculares e biliares, vários autores intuíram a possibilidade de retirar cirurgicamente segmentos do lobo esquerdo do fígado (segmentectomias).

A falta de doadores pediátricos, aliada à nossa experiência com segmentectomias laterais esquerdas seguidas de regeneração integral do remanescente, constituíram o substrato de um pensamento horizontal que nos ocorreu, cujo resultado foi a proposta do transplante de fígado intervivos. Se bem-sucedido, tal procedimento, inédito na literatura, significaria, como de fato ocorreu, uma revolução – tanto que 771 autores citaram o artigo publicado na *Lancet*,[9] uma das principais revistas científicas, referindo nosso procedimento.

A ideia foi retirar um segmento do fígado de um doador vivo sadio – se não for sadio, não pode ser doador – e transplantá-lo num receptor de menor peso, no qual se realiza a retirada total do fígado autóctone, geralmente com atresia das vias biliares. A expectativa, baseada nas prévias ressecções segmentares, era de que em poucos meses o fígado remanescente do doador se regenerasse, retomando seu volume primitivo, e que o segmento transplantado na criança receptora também se regenerasse, alcançando o volume proporcional a seu peso corpóreo. Essas duas previsões se confirmaram em todos os casos.

Assim, pudemos atender crianças – com atresia das vias biliares e outras diferentes patologias – que de outra forma teriam evoluído para óbito em curto espaço de tempo.

No dia 8 de dezembro de 1988, operamos o primeiro caso. Tratava-se de uma criança de quatro anos e meio, portadora de atresia das vias biliares e grave insuficiência hepática. A doadora foi a mãe, então com 23 anos, que teve alta no quarto dia de pós-operatório. A cirurgia teve a duração de dezoito horas. A criança transplantada, porém, sobreviveu apenas seis dias devido à gravidade do seu estado geral.

No ano seguinte, mais especificamente em 21 de junho, realizamos o segundo transplante de fígado intervivos numa criança de 19 meses, portadora da doença de Caroli. Não tendo encontrado nenhum doador compatível entre os familiares da paciente, aceitamos um doador "bom samaritano" de 40 anos, que teve alta no quinto dia após a cirurgia, sem receber transfusão de sangue. A cirurgia do transplante durou dezesseis horas e foi bem-sucedida. A menina teve alta e apresentou desenvolvimento normal a partir do transplante.

O mecanismo que rege a regeneração após o transplante é uma das maravilhas da biologia humana, e surpreende que fosse conhecida desde a Antiguidade. Na mitologia grega, Zeus, para castigar o titã Prometeu que lhe roubara o fogo divino para dá-lo aos humanos, determinou que ele fosse acorrentado no alto do monte Cáucaso. Lá, todos os dias, uma águia lhe dilacerava o fígado, que se regenerava à noite para que o castigo fosse eterno.

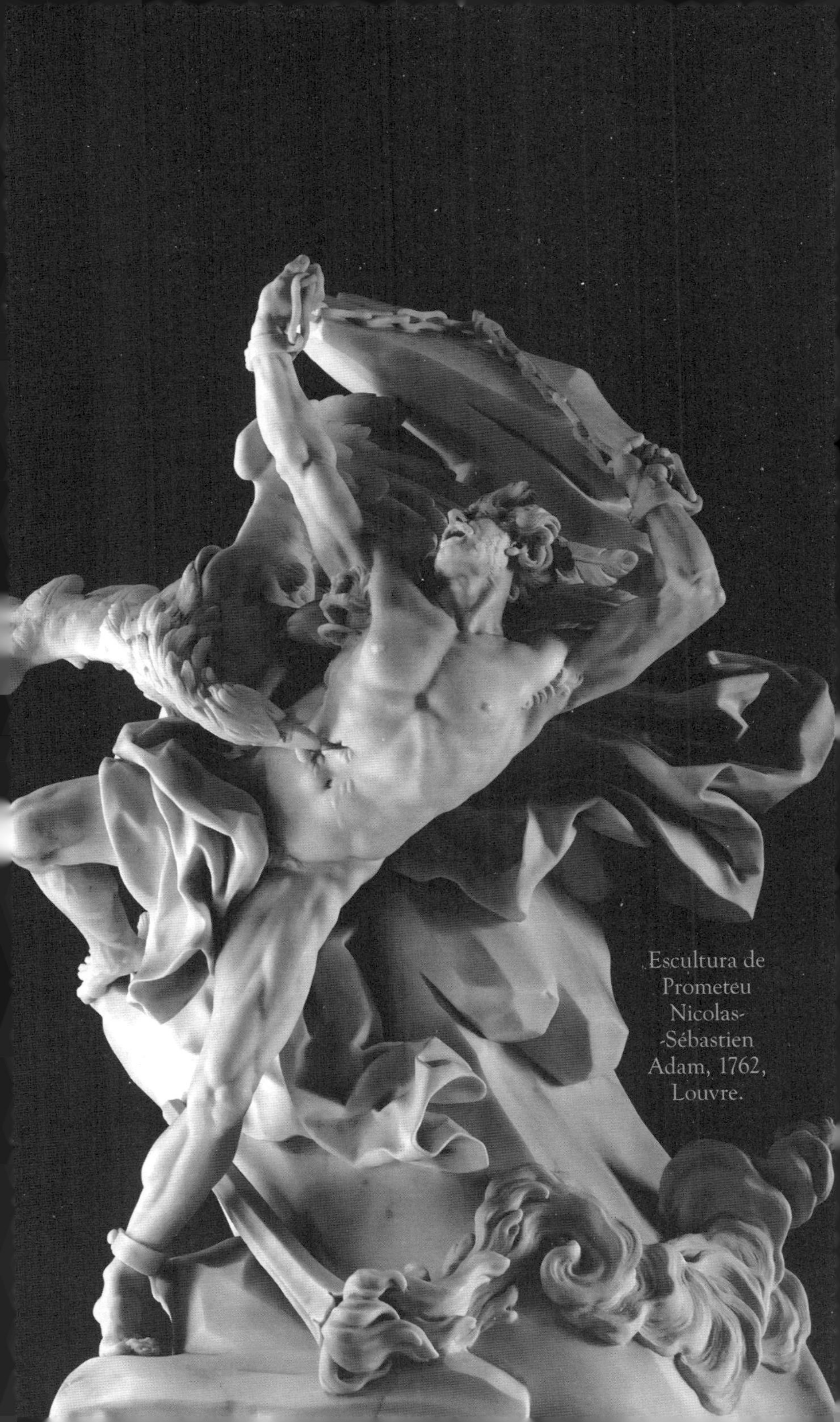

Escultura de Prometeu Nicolas--Sébastien Adam, 1762, Louvre.

Na prática, o transplante intervivos em crianças ensejou vivências emocionantes, como a registrada na foto na qual é possível notar a felicidade do pai doador, bem como o aspecto *moon face* da criança transplantada – decorrente dos imunossupressores, à época baseados sobretudo em corticoides.

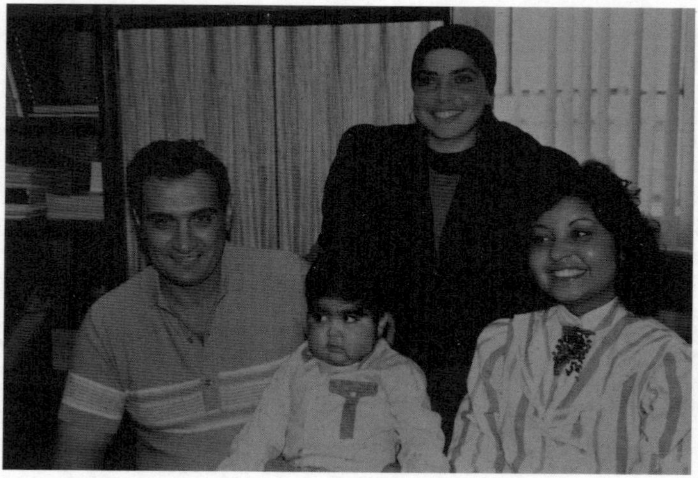

Criança transplantada de fígado, com a técnica intervivos, ao lado do pai doador e da família, após o procedimento.

O transplante intervivos foi uma evolução natural do *impossible dream*. Tudo que havíamos feito no Brasil para concretizar o transplante de fígado com doador falecido serviu de base para esse novo passo, que poderíamos chamar de *unthinkable dream*.

A repercussão no meio científico internacional foi grande, maior do que na mídia nacional. Logo após a edição da *Lancet*, os periódicos cirúrgicos de grande circulação publicaram editoriais criticando nossa ousadia de retirar um segmento do fígado de um doador sadio.

O jornal *O Estado de S.Paulo*, no dia 15 de outubro de 1989, publicou um artigo com o título "Salvar vidas requer ousadia", no qual citava inclusive a opinião de Thomas Starzl, preocupado com a evolução do doador sadio. Entretanto, na nossa experiência, nunca perdemos um paciente sadio submetido a uma segmentectomia de fígado.

A base de tais julgamentos se fundamentava no princípio de Hipócrates *primum non nocere* – primeiro, não prejudicar. Ou seja: antes de mais nada, não fazer o mal. De fato, uma laparotomia e a ressecção de um segmento do fígado não trazem nenhum benefício direto ao doador sadio e, além disso, não é um procedimento isento de risco em mãos menos experientes.

Argumentamos, porém, que, levando em consideração o princípio da ética da responsabilidade enunciado por Max Weber, um dos pais da sociologia, a cirurgia do doador pode ser justificada com base no benefício que causa ao receptor, quase sempre seu filho ou parente próximo.

Apesar da polêmica, meses depois recebi um telefonema do prof. Koichi Tanaka, da Universidade de Kyoto, cumprimentando-me pela nova técnica e perguntando se eu consideraria indicá-la também para adultos. Nesse caso, seria necessário realizar, no doador sadio, uma hepatectomia direita, o que representa a retirada de 60% do fígado. Respondi-lhe que, devido aos riscos inerentes a esse tipo de ressecção, eu não me considerava eticamente autorizado a recomendá-la para adultos.

Entretanto, a seguir, Tanaka e muitos outros, inclusive nós no Brasil, passamos a adotá-la também em adultos, com sucesso. O transplante de fígado intervivos em adultos teve início no Japão, e a seguir se propagou pelo Oriente Médio, onde costumes tradicionais e limitações religiosas impedem retirar órgãos de cadáveres e, portanto, vetam os transplantes com doador falecido.

Segundo a Global Observatory on Donation and Transplantation, plataforma que reúne dados de doações e transplantes ao redor do mundo, no intervalo de 23 anos, desde sua fundação em 2000 até 2024, foram realizados mais de 105 mil transplantes de fígado com doador vivo, predominantemente no Oriente Médio. Se considerarmos que esse procedimento só é indicado quando não existem alternativas para evitar a morte do paciente em curto espaço de tempo, podemos deduzir que em 24 anos essa técnica prolongou a vida de mais de 105 mil pacientes.

O histórico dos transplantes de órgãos permite acompanhar a evolução dos princípios éticos que regem o procedimento. Tudo começou em 1954, quando o norte-americano Joseph Murray foi eticamente autorizado a retirar um rim de um doador sadio para transplantá-lo em seu irmão univitelino, portador de insuficiência renal grave. O cirurgião justificou a legitimidade do procedimento com base no consentimento informado dos dois gêmeos e na capacidade de nossa espécie manter a função renal normal com apenas um rim. Entretanto, é óbvio que a retirada de um rim aumenta o risco de insuficiência renal no doador, na hipótese de ele apresentar qualquer patologia no rim remanescente.

Em 1959, teve origem o conceito de morte cerebral. Autores norte-americanos publicaram a evolução de 23 pacientes com interrupção irreversível da função cerebral e persistência temporária das demais funções. Desde então, passaram a ser realizados transplantes de vários órgãos de doadores nessas circunstâncias, denominado "transplante de doador falecido". São transplantados coração, pulmão, fígado, pâncreas, intestino, órgãos abdominais em bloco – o chamado transplante multivisceral – e parede abdominal.

O gradual aumento de transplantes de doador falecido e os bons resultados obtidos também multiplicaram as casuísticas de transplante de rim de doador vivo, de fígado intervivos, e, em 1999, o transplante de pulmão intervivos. Essa evolução ética, desde o transplante de rim intervivos entre irmãos univitelinos até o transplante de fígado intervivos em adultos, ocorreu ao mesmo tempo que foi aceito o conceito de morte encefálica, o qual, a princípio, deveria suprir toda a demanda de órgãos para transplante.

Infelizmente não foi isso que ocorreu, pela grande proporção de recusa familiar.

A evolução ética continua nos dias de hoje, com o debate sobre a aprovação do xenotransplante, que consiste no transplante de órgãos de animais em humanos. Em 2022, foi realizado nos Estados Unidos o primeiro xenotransplante suíno de coração e, a seguir, o primeiro xenotransplante suíno de rim em humanos.

Repetindo: se analisarmos a evolução dos transplantes desde o de rim realizado por Murray entre gêmeos univitelinos até o recente xenotransplante suíno de rim, percebemos que foram adotados princípios éticos progressivamente mais permissivos em relação ao risco do doador e do receptor. De fato, o risco de uma nefrectomia é muito menor do que a de uma hepatectomia direita. Essa liberdade ética evoluiu até permitir o uso de órgãos de animais de outra espécie. Nesse sentido, vale observar que uma pesquisa realizada no Brasil[10] em 2021 demonstrou que 91% dos inscritos em lista de espera ou já transplantados aceitariam receber um órgão suíno. Ressalte-se, porém, que, em um estudo, em 2024, na Turquia,[11] devido a costumes tradicionais a porcentagem de aceitação é de apenas 43%. Repetindo: é provável que esse aumento na aceitação dos tipos de órgãos para transplante decorra do alto índice de recusa para doação de órgãos de doadores com morte cerebral.

Mais recentemente ocorreram transplantes de útero, dois no Brasil – um de doadora falecida que permitiu à receptora engravidar e dar à luz um filho normal, e outro de doadora viva que, ao doar o útero à sua irmã, que nascera com agenesia uterina, permitiu que a jovem tentasse engravidar com óvulos próprios que congelara anos antes.

Espero, com esses comentários, estimular os jovens estudantes de medicina a se dedicarem ao estudo e à reflexão dos princípios da ética e de sua inevitável evolução frente ao progresso médico atual e previsto para um futuro próximo. Essa evolução exigirá progressivamente mais do discernimento individual de cada médico.

25

LEMBRANÇAS PITORESCAS

Ao submeter minha memória a um rigoroso escrutínio para escrever este livro, as lembranças voltaram facilmente. Pelo menos todas as importantes, aquelas que estabeleceram marcos decisivos na minha vida. Mas à medida que escrevia, recordações intrusivas pipocavam aqui e ali, qual clandestinos à espreita, escondidos em um navio. Eu seguia em frente, e mais uma vez elas davam as caras. Tinham algum significado particular? Não creio. Mas eram lembranças saborosas. Coloriram minha vida de um modo especial, por isso as resgatei da clandestinidade.

Na época em que começávamos os transplantes intervivos, costumávamos ter um grande intercâmbio com o InCor, então sob a direção do meu amigo Adib Jatene. Eu enviava a ele meus pacientes do HC que necessitavam de cirurgias cardíacas, e ele, por sua vez, me mandava seus pacientes que necessitavam de tratamento cirúrgico do aparelho digestivo, principalmente do fígado.

Uma tarde, ele me telefonou dizendo que estava com o caso de uma garota de 13 anos portadora da síndrome de Budd-Chiari, que decorre de um defeito embriológico que causa a persistência de uma membrana perfurada na veia cava inferior, exatamente acima do fígado.

O tratamento habitual consiste numa incisão vertical no esterno para ter acesso à veia cava inferior supra-hepática, de modo a permitir a ressecção da membrana. Se assim procedêssemos, a jovem ficaria com uma grande cicatriz no tórax, o que Jatene justamente desejava evitar, sendo a menina tão nova. Será que eu não poderia realizar o procedimento por cateter através da punção da veia femoral, aproveitando nossa experiência adquirida em repetidos cateterismos da artéria hepática?

Decidi estudar o caso e pedi-lhe que encaminhasse a paciente para uma consulta em meu consultório na Unidade de Fígado na Faculdade de Medicina. Jatene aquiesceu e não me falou mais nada. A garota não chegou acompanhada apenas dos pais; chegou com uma comitiva de sete ciganos: seis mulheres de saia rodada, comprida, e um homem com um brinco de ouro, que lhe conferia o status de chefe do clã. As mulheres imediatamente se sentaram no chão, como é seu costume, e o chefe continuou de pé.

Findo o exame, expliquei-lhes que iria tentar resolver o caso por cateterismo, o que evitaria a cicatriz. Por precaução, faria o procedimento no InCor com a presença do prof. Adib Jatene, pois tal intervenção não era registrada na literatura médica e poderia implicar riscos que exigissem intervenção cirúrgica. Caso eu não conseguisse, Jatene faria a cirurgia sob a mesma anestesia.

Marcamos a data. No dia do procedimento, quando me dirigia ao centro cirúrgico do InCor, notei a presença de cerca vinte ciganos no pátio do estacionamento. A vigilância crescera. Consegui desfazer a membrana por cateterismo e saímos todos felizes. Jatene, com um ar inocente, cumprimentou-me pelo sucesso e disse: "Felizmente foi tudo bem, porque os ciganos não perdoam". E, ao sair, fez um gesto que sugeria uma degola...

Tomei minhas precauções. Chamei a chefe do centro cirúrgico, a enfermeira Igarapê, e pedi-lhe que descesse até o estacionamento para informar à família da paciente que "o professor Jatene mandou avisar que tudo tinha corrido bem". Igarapê me olhou surpresa: "Mas não foi o senhor que operou a paciente?". Calmamente, respondi: "Não se esqueça de que ainda teremos o pós-operatório, durante o qual, teoricamente, tudo pode acontecer...".

Como diz o velho ditado, "chumbo trocado não dói".

Uns anos depois, à saída da FMUSP, meu motorista Dorival Rosa dirigia em direção à avenida Rebouças para me levar para casa, no Jardim Europa, enquanto eu, sentado no banco do passageiro, lia anotações de trabalho.

De repente, fomos surpreendidos por um rapaz — devia ter cerca de 20 anos — batendo com um revólver calibre 38 no vidro do carro, do lado do motorista. Dorival foi obrigado a descer o vidro quando o ladrão lhe apontou o revólver, mirando sua cabeça e exigindo que ele passasse o relógio dourado que usava no pulso. A cena foi rápida, assim como a minha reação: "Não passe relógio nenhum!".

Irritado com minha intervenção, o assaltante ameaçou atirar entre as pernas do motorista, entregasse ele o relógio ou não. Não sei o que me deu e tive a reação menos recomendável para a ocasião. Dobrei meu corpo sobre o de Dorival, tentando tirar o revólver das mãos do rapaz, e fui atingido no lado direito do tórax. A bala saiu pela axila do lado esquerdo e no trajeto estraçalhou-me a artéria subclávia, causando uma importante hemorragia. Furioso, sangrando, saí do carro e corri cerca de cem metros atrás do assaltante. Só desisti quando ele correu em outra direção e o perdi de vista.

Voltei para o carro e pedi a Dorival que me levasse ao InCor, que ficava ali ao lado. Lá, os drs. Fabio Jatene e José Otávio Auler me atenderam e me liberaram em quarenta minutos, quando então fui à delegacia para fazer um boletim de ocorrência. A *Folha de S.Paulo* noticiou o fato com a chamada "Pioneiro dos transplantes de fígado, Silvano Raia foi chamado de 'Rambo' na delegacia".

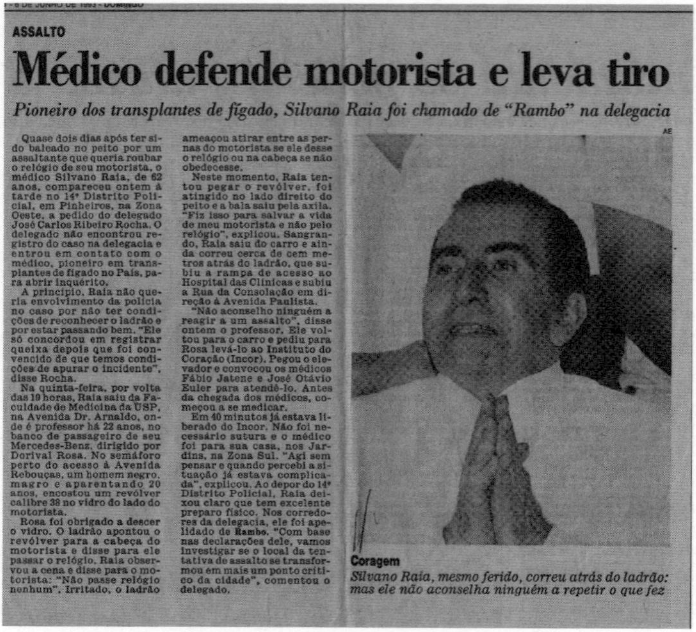

ASSALTO

Médico defende motorista e leva tiro

Pioneiro dos transplantes de fígado, Silvano Raia foi chamado de "Rambo" na delegacia

Quase dois dias após ter sido baleado no peito por um assaltante que queria roubar o relógio de seu motorista, o médico Silvano Raia, de 62 anos, compareceu ontem à tarde no 14º Distrito Policial, em Pinheiros, na Zona Oeste, a pedido do delegado José Carlos Ribeiro Rocha. O delegado não encontrou registro do caso na delegacia e entrou em contato com o médico, pioneiro em transplantes de fígado no País, para abrir inquérito.

A princípio, Raia não queria envolvimento da polícia no caso por não ter condições de reconhecer o ladrão e por estar passando bem. "Ele só concordou em registrar queixa depois que foi convencido de que temos condições de apurar o incidente", disse Rocha.

Na quinta-feira, por volta das 19 horas, Raia saiu da Faculdade de Medicina da USP, na Avenida Dr. Arnaldo, onde é professor há 22 anos, no banco de passageiro de seu Mercedes-Benz, dirigido por Dorival Rosa. No semáforo perto do acesso à Avenida Rebouças, um homem negro, magro e aparentando 20 anos, encostou um revólver calibre 38 no vidro do lado do motorista.

Rosa foi obrigado a descer o vidro. O ladrão apontou o revólver para a cabeça do motorista e disse para ele passar o relógio. Raia observou a cena e disse para o motorista: "Não passe relógio nenhum". Irritado, o ladrão ameaçou atirar entre as pernas do motorista se ele desse o relógio ou na cabeça se não obedecesse.

Neste momento, Raia tentou pegar o revólver, foi atingido no lado direito do peito e a bala saiu pela axila. "Fiz isso para salvar a vida de meu motorista e não pelo relógio", explicou. Sangrando, Raia saiu do carro e ainda correu cerca de cem metros atrás do ladrão, que subiu a rampa de acesso ao Hospital das Clínicas e subiu a Rua da Consolação em direção à Avenida Paulista.

"Não aconselho ninguém a reagir a um assalto", disse ontem o professor. Ele voltou para o carro e pediu para Rosa levá-lo ao Instituto do Coração (Incor). Pegou o elevador e convocou os médicos Fábio Jatene e José Otávio Euler para atendê-lo. Antes da chegada dos médicos, começou a se medicar.

Em 40 minutos já estava liberado do Incor. Não foi necessário sutura e o médico foi para sua casa, nos Jardins, na Zona Sul. "Agi sem pensar e quando percebi a situação já estava complicada", explicou. Ao depor do 14º Distrito Policial, Raia deixou claro que tem excelente preparo físico. Nos corredores da delegacia, ele foi apelidado de **Rambo**. "Com base nas declarações dele, vamos investigar se o local da tentativa de assalto se transformou em mais um ponto crítico da cidade", comentou o delegado.

Coragem
Silvano Raia, mesmo ferido, correu atrás do ladrão: mas ele não aconselha ninguém a repetir o que fez

Matéria publicada no jornal *Folha de S.Paulo* relatando o assalto.

Semanas depois, me convocaram para fazer o reconhecimento de um jovem com as mesmas características do que havia me assaltado, que fora preso horas antes. Era ele! Quando me viu, o rapaz começou a se desculpar: "Doutor, não sabia que o senhor era parente da Claudia Raia...".

Infelizmente, não somos parentes.

Quando temos um candidato a transplante, precisamos saber se o paciente vai se comprometer com o tratamento imunossupressor pós-cirúrgico, tão importante quanto a cirurgia em si. A fila é grande e a espera é angustiante, mas às vezes nos enganamos a respeito das intenções do paciente.

Ao participar de um congresso médico em Fortaleza, tive a prova de que podemos errar feio quanto à nossa intuição. Durante minha apresentação, percebi certa agitação entre os presentes. Perguntei do que se tratava e vários presentes me informaram que na plateia havia um paciente que eu transplantara meses antes, devido a uma cirrose alcoólica. O homem, que recebera um fígado novo, voltara a beber. Seus amigos, também presentes, pediam que eu interviesse. "Fulano, isso é verdade?", perguntei. Ele me respondeu sem hesitar: "Doutor, se eu não tomei conta do meu fígado, o senhor acha que vou tomar conta deste que é emprestado?".

26

APOSENTADORIA COMPULSÓRIA

Em 1991, tive a honra de ser eleito para a Academia Nacional de Medicina, no Rio de Janeiro, para ocupar a cadeira número trinta, cujo antecessor fora justamente Edmundo Vasconcelos, falecido um ano antes. Fui saudado por Ernani Vitorino Aboim Silva, o colega da Marinha, agora vice-almirante, que quase quarenta anos antes estivera comigo na festa de aniversário do prof. Vasconcelos, quando vi Lina pela primeira vez e previ que casaria com ela.

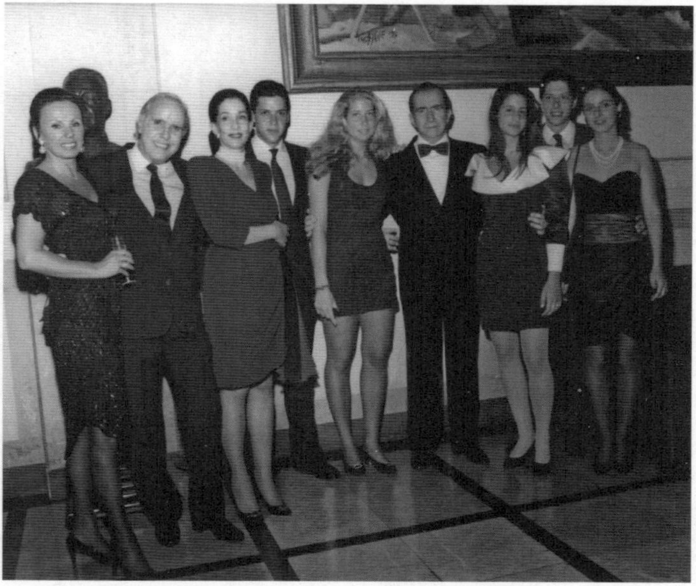

Com meus familiares e amigos durante a cerimônia de posse como membro titular na Academia Nacional de Medicina, em 1991.

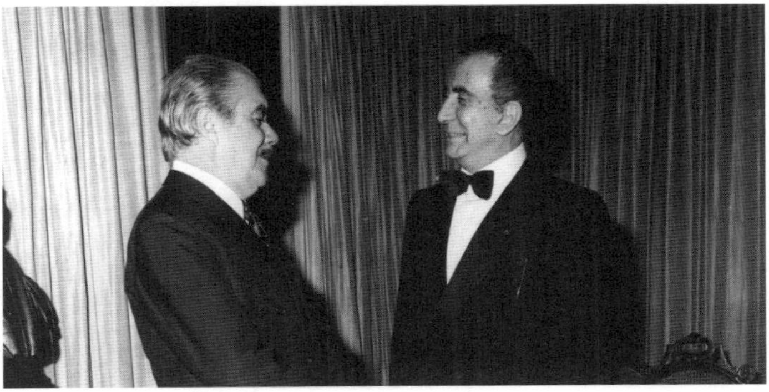

Com o presidente José Sarney.

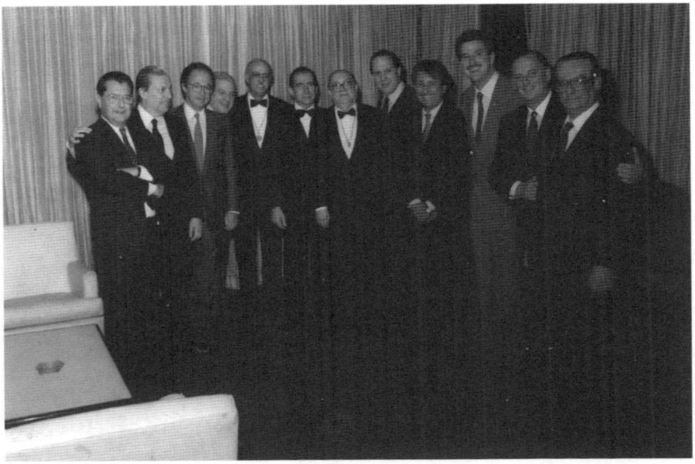

Acompanhado por onze amigos paulistas.

Ter sido eleito para a academia foi um feito que me deixou muito feliz. No dia da posse, recebi uma comitiva de amigos que viajaram ao Rio unicamente para a cerimônia, quando então festejamos.

Lina e eu ficamos juntos duas décadas. Tivemos duas filhas, e naquele mesmo ano havíamos nos separado. As histórias de amor podem acabar, o corolário "viveram felizes para sempre" com frequência rateia, costuma sobreviver com mais força nas telas de cinema. Quer dizer, nem isso sabemos, pois os filmes românticos costumam, ou pelo menos costumavam, terminar quando o casal enfim superava todos os obstáculos e jurava promessas de amor eterno. Se o enlace perdurava, não havia como saber: o letreiro "*The end*" interrompia a sequência daquelas vidas.

Depois de vinte anos, o filme *Lina e Silvano* terminou. Não cabe aqui discutir as razões da nossa separação, mas acredito que minha intensa dedicação ao trabalho tenha determinado, entre outros fatores, o ocaso daquele relacionamento.

Continuei minha vida profissional, mais intensamente do que nunca. De novo solteiro, morando num flat duplex, só me restava o trabalho. E em 1993, Paulo Maluf, então prefeito de São Paulo, me apresentou um novo desafio: substituir Adib Jatene na Secretaria Municipal de Saúde. Jatene alegava, com razão, que não conseguia conciliar seu trabalho no InCor com as demandas, sempre grandes, da secretaria. Como é do meu feitio, não recusei o convite.

Ao assumir o cargo, valorizei o esforço do meu antecessor para melhorar o atendimento nos pronto-socorros municipais do Sistema Único de Saúde (SUS). Entre outras medidas, determinei que, aleatoriamente, faria uma visita sem aviso prévio a um pronto-socorro da periferia, para verificar as condições de atendimento e contribuir com sugestões para melhorá-las. Não foi uma experiência proveitosa. É um trabalho de enxugar gelo, por mais que nos esforcemos. Há muita carência de tudo e só décadas de investimento contínuo poderiam melhorar a situação. Malgrado todo o meu empenho, não logrei aperfeiçoar a qualidade do atendimento. Se não mais, as frequentes visitas permitiram que eu me atualizasse em medicina de urgência...

Nos dois anos em que fui secretário, continuei supervisionando o transplante de fígado no Hospital das Clínicas, atividade que me ocupava todas as manhãs. O programa de transplante do órgão com doador falecido e com doador vivo era chefiado pelo meu primeiro assistente, prof. Sergio Mies, e pelos médicos Paulo Massarollo e Ana Olga Nagano.

Não conseguia abandonar esse projeto dos meus sonhos e já estava gestando uma nova ideia: queria construir o Instituto do Fígado nos moldes do InCor.

Soube então que havia um terreno ideal de 25 mil metros quadrados, na Marginal Pinheiros. Como secretário, pedi ao prefeito que doasse esse terreno para a USP. Ele concordou, desde que eu conseguisse

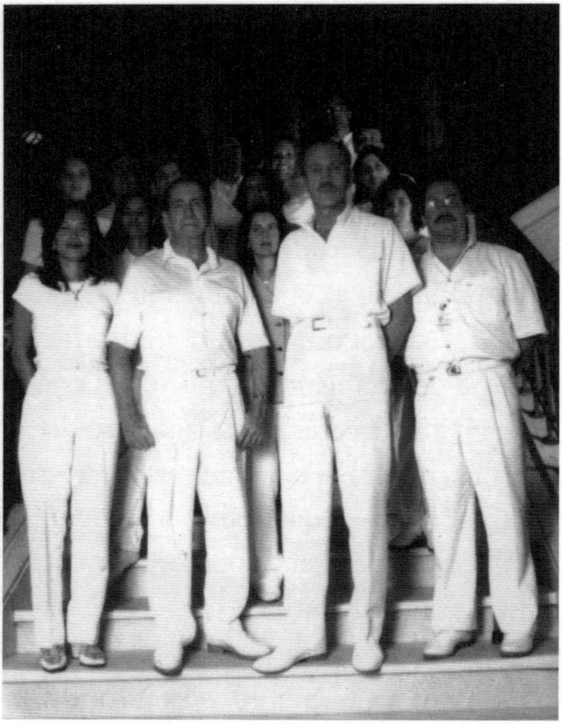

Com a equipe da Unidade de Fígado do HC-SP.

os recursos federais para construí-lo. Pedi a Julio Neves, o amigo de sempre, para fazer o projeto. E ele trabalhou meses, sem cobrar. O edifício central tinha a forma de um hexágono (como um lóbulo hepático), no centro do qual um grande orifício circular para elevadores lembrava o espaço porta. Externamente, nos vértices do hexágono, canos pintados de vermelho, azul e verde aludiam aos ramos da artéria hepática e da via biliar.

Com o projeto debaixo do braço, fui a Brasília conversar com Adib Jatene, então ministro da Saúde, em busca de recursos federais. Parecia que eu estava

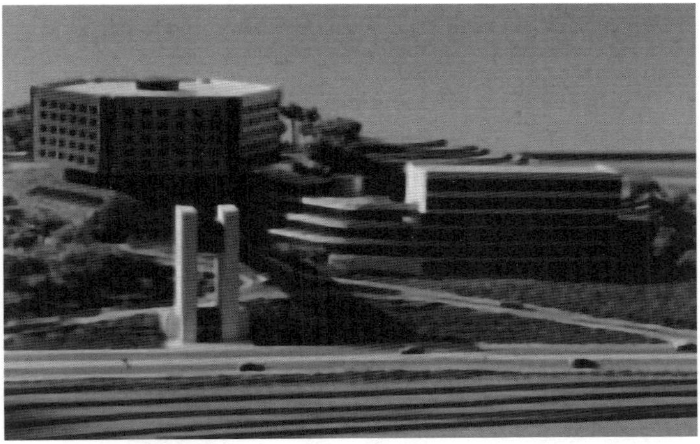

Projeto do Instituto do Fígado de autoria de Júlio Neves.

no bom caminho. Jatene me deu um choque de realidade. "Consigo administrar o InCor, ser ministro da Saúde e continuar operando simplesmente porque, quando eu ganhei o concurso para professor titular, o InCor já existia e estava funcionando. Se você construir o Instituto do Fígado agora, terá que interromper todas as suas atividades cirúrgicas e docentes durante um longo período para construí-lo como deseja, após o que será difícil retomá-las. Você não nasceu para ser administrador."

Voltei a São Paulo com o projeto debaixo do braço, terminei meu mandato como secretário e retomei o que sabia fazer.

O tempo corria e, em 1999, Eduardo, um dos filhos do primeiro casamento de Lina, me procurou com uma novidade. Disse que tinha encontrado a mulher ideal para mim. "Ela se chama Patrícia, é muito bonita, culta, tem a idade certa. É mãe da jovem que estou namorando." Tanto fez que a levou para conhecer meus aquários, outra paixão minha, no flat onde eu morava. A descrição de Eduardo correspondia. Nos demos bem e um ano depois nos casamos. Vivemos juntos por doze anos, embora o final também não tenha sido o dos filmes de Hollywood. A separação foi cordial e continuamos amigos até hoje. Decidi encerrar minha vida de casamentos e ficar só nos namoros. Hoje acho que estou melhor sozinho...

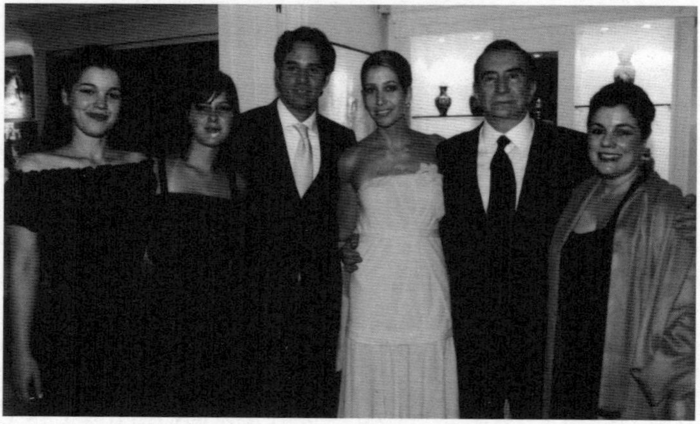

Com Sophie, Pauline, Márcio, Ana e Patrícia
durante a recepção do casamento de Ana e Márcio.

E meus 70 anos chegaram. Era a idade da aposentadoria compulsória na faculdade. Aposentei-me no dia do meu aniversário, 1º de setembro de 2000. A diretoria da faculdade organizou um grande jantar, convidou todos os funcionários da Unidade de Fígado, e 102 transplantados que moravam em São Paulo e haviam sido operados pela minha equipe.

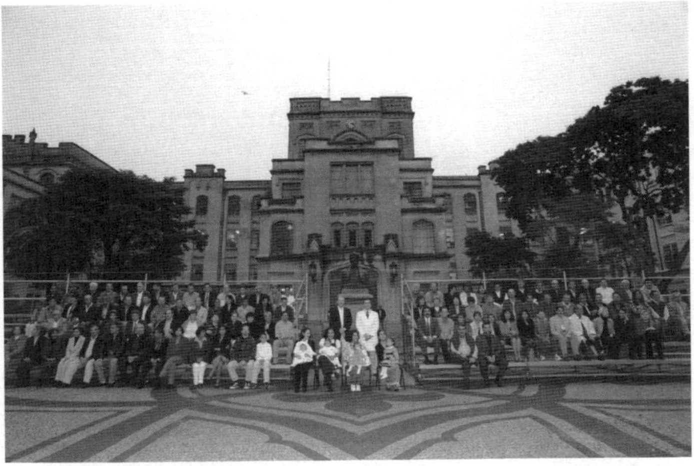

Com os 102 transplantados no dia da minha aposentadoria compulsória da FMUSP.

Se pudessem estar presentes todos os pacientes que operamos, inclusive os que moravam fora de São Paulo, teríamos mais de quinhentos convidados transplantados.

Foi uma emoção enorme, uma alegria que aqueceu o coração. Minhas filhas estavam presentes, naturalmente. E Ana, mais extrovertida para falar em público, subiu ao palco por conta própria, pegou o microfone e me fez uma linda declaração de amor, sem deixar de registrar um velado puxão de orelha: "Hoje, pai, lhe perdoo pelo tempo que desejei que passasse mais comigo e com minha irmã".

Missão cumprida. Novos rumos estavam diante do meu caminho.

27

NOVOS RUMOS

Como a maioria das pessoas que se aposentam – em especial aquelas que o fazem compulsoriamente –, passei por uma fase de "luto" após sair da universidade. Frequentei aquele prédio na avenida Dr. Arnaldo a partir dos meus 19 anos. Diariamente, pode-se dizer. Foram 52 anos estudando e trabalhando e, o mais importante, sempre apaixonado pelo que fazia. Se tivesse contado as horas da minha vida, tenho certeza de que passei mais tempo ali do que em família. Posso lamentar minha ausência de casa por causa das minhas filhas, que me apresentam essa conta até hoje (boleto que não há meios de ser quitado...), mas é impossível negar o prazer que tanta dedicação me proporcionou.

Tudo passa. Menos de dois anos depois eu estava de novo no *front* – o soldado se reapresentava depois de ferido e curado.

A convite do então diretor-geral do Hospital Israelita Albert Einstein, dr. Claudio Lottenberg, em 2002 criamos a Unidade de Fígado da entidade. Funcionava nos mesmos moldes daquela inaugurada trinta anos antes na FMUSP. O hospital alugou um grande imóvel da avenida Brasil, onde instalamos consultórios das diversas especialidades da hepatologia; quando necessárias, as cirurgias eram realizadas na sede, no Morumbi.

Em 2009, com o início do Programa de Apoio ao Desenvolvimento Institucional do Sistema Único de Saúde (Proadi), uma parceria entre hospitais de ponta e o SUS, passamos a realizar transplantes de fígado também no Einstein, sem que o paciente precisasse pagar pela cirurgia, que ficava a cargo do SUS.

Com minha equipe capitaneada pelos drs. Sergio Mies, Paulo Massarollo e Ana Olga Nagano, fizemos cerca de quatrocentos transplantes no HIAE. Não foi fácil delegar, progressivamente, minhas funções de coordenador de equipe ao Dr. Sergio Mies, posto que assumi desde o início da Unidade de Fígado da Faculdade de Medicina. Mas tudo é questão de aprendizado. Pude então dedicar mais tempo à ABTO, uma experiência rica e dolorosa. Ali na fila de espera, junto dos que dependem de um transplante para sobreviver, temos a dimensão do drama que é a falta de doadores.

Tinha certeza de que tudo que aprendi e realizei precisaria ser repassado para as novas gerações que seguiam o caminho que eu já havia trilhado. Estava imbuído de uma missão, digamos.

De 2012 a 2015, uma confluência de parcerias — o Proadi, do Sistema Nacional de Transplantes do Ministério da Saúde, o Comitê Estratégico para Desenvolvimento de Novos Centros de Transplante e o Instituto de Ensino e Pesquisa do Hospital Sírio-Libanês – pôs de pé um projeto que, coordenado por mim, atendeu 22 estados brasileiros e cerca de 573 profissionais em várias turmas. Tinha por objetivo ensinar a técnica de captação de órgãos em centros ainda desprovidos de programas de transplante.

A experiência mostra que a melhor forma de estimular o desenvolvimento de centros de transplante é capacitando-os inicialmente a realizar o diagnóstico de morte encefálica, a manutenção metabólica do doador e a retirada de órgãos que são enviados a centros já em atividade.

Participei pessoalmente de todas as viagens, ministrando aulas e fazendo demonstrações práticas, com uma equipe constituída de neurologistas, intensivistas, enfermeiros, cirurgiões e anestesistas, num total de dez pessoas. Conseguimos capacitar mais de quinhentos profissionais e estimular a criação de centrais de transplantes fora do eixo Rio-São Paulo.

Minha vida de aposentado passava ao largo daquela disseminada imagem de um senhor regando o jardim.

Eu continuava trabalhando com a carga horária de sempre. E como uma coisa puxa a outra, em 2011 Alexandre Padilha, então ministro da Saúde, me nomeou coordenador executivo do Conselho Técnico Consultivo do Comitê Estratégico do ministério. Passei a ser o responsável pelo Programa de Desenvolvimento de Equipes de Captação de Órgãos e Transplantes em todo o território nacional. Ideias e experiência não me faltavam.

A medicina brasileira avançava com competência e rapidez na área de transplantes. Em 2012, foi realizado com sucesso o primeiro transplante multivisceral por uma equipe do Hospital Israelita Albert Einstein. Em 2015, fui novamente nomeado pelo ministro da Saúde, àquela altura o sanitarista Arthur Chioro, coordenador executivo das ações para o desenvolvimento de novas modalidades de transplantes, como multivisceral, de face e de intestino isolado. A função também implicava dar suporte à formação de novas equipes, capacitação de profissionais da saúde e assistência aos inscritos na fila de espera de um órgão.

Nesse cargo tentei compatibilizar as equipes de transplante do Einstein e do Sírio-Libanês, para que ambos pudessem realizar, em conjunto, transplantes multiviscerais pediátricos. Sei bem que não se inova sem críticas. Encontrei forte resistência das equipes de outros hospitais dedicados ao tema — sobretudo do Hospital Moinhos de Vento, de Porto Alegre —, que defendiam um tratamento mais conservador, sem levar em consideração os resultados que o médico Rodrigo Vianna, diretor do Miami

Transplant Institute, havia obtido com transplante multivisceral.

Enquanto isso, vários pacientes brasileiros judicializaram – entrando com recursos no STF – a realização do transplante multivisceral em Miami e ganharam a causa, obrigando o Ministério da Saúde a arcar com um milhão de dólares por procedimento efetuado.

A falta de órgãos para transplantes sempre me angustiou. Daí tive a ideia de criar o programa Centro Integrado de Pesquisa e Ensino em Transplante de Órgãos (CIPETRO), que pretendia desenvolver órgãos para transplante pela remodelação de outros de pacientes com morte cerebral, descartados para transplante, e que durou de 2012 a 2018.

A inspiração para o projeto, de caráter multidisciplinar, decorreu dos bons resultados obtidos pelo prof. Anthony Atala, da Wake Forest University, na Carolina do Norte. Pretendíamos descelularizar órgãos sólidos descartados e, a seguir, efetuar sua recelularização com células pluripotentes, eventualmente do próprio receptor.

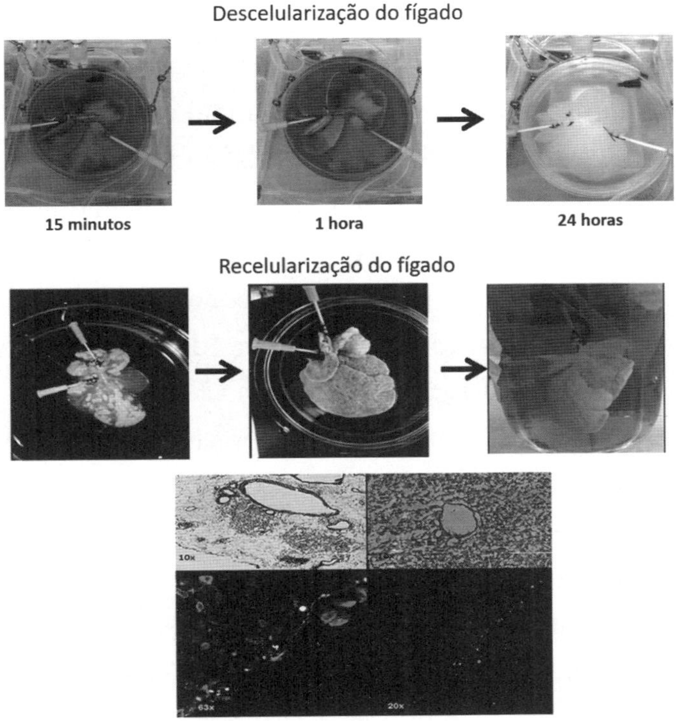

Reunimos uma equipe de peso: Fabio Jatene para o coração, Paulo Pêgo para o pulmão, a profa. Mayana Zatz e eu para fígado, e a profa. Irene Noronha para rim.

Infelizmente, a despeito de as células do fígado se reorganizarem obedecendo à sua estrutura histológica normal, não conseguimos obter segmentos em tamanho suficiente para transplantes. Tampouco para os outros órgãos logramos resultados que justificassem dar continuidade ao projeto.

Ao longo desse percurso, eu e meus colegas de equipe vivemos ainda mais a frustração da falta de órgãos para transplante e a incapacidade de supri-la. Tentando superar essa dificuldade, em 2016 decidimos lançar uma campanha nacional de doação de órgãos em parceria com a Fundação Faculdade de Medicina e o Ministério da Saúde, visando conscientizar a população. Montamos a exposição itinerante denominada "Gesto de Herói – o poder de doar vida", com a participação de especialistas da Organização de Procura de Órgãos do HC (OPO-HC).

Os profissionais estiveram presentes em áreas públicas de grande circulação de dez estados brasileiros, conscientizando a população por meio de depoimentos de famílias doadoras e histórias de transplantados. Os visitantes da exposição tinham suas dúvidas sanadas pelos profissionais, que procuravam estimular o interesse pela doação.

A exposição no Rio de Janeiro permitiu atingir um maior número de visitantes nacionais e estrangeiros, uma vez que coincidiu com os Jogos Paralímpicos do Rio 2016. Estima-se que no período de dez dias ela foi visitada por cerca de 25 mil pessoas de todos os países.

A resposta da população nos estados pelos quais o projeto passou mostrou-se positiva. As pessoas se interessaram pelo assunto, desde as menos esclarecidas até aquelas de maior escolaridade. Pacientes transplantados dividiam suas experiências com os profissionais e o público leigo. Notou-se também a significativa presença de profissionais da área de saúde que buscavam aprimorar seus conhecimentos junto ao grupo técnico ali presente.

28

XENOTRANS-
PLANTE

Aos 86 anos – portanto, em 2016 – me dei conta de que o único método conhecido capaz de suprir a necessidade *quantum satis* – disposição de quantidade ilimitada de órgãos para transplante – seria o xenotransplante, ou seja, o transplante de órgãos de animais em seres humanos.

Entre os cientistas dedicados a essa importante pesquisa, distinguia-se o grupo do prof. Joseph Tector, que havia décadas – inicialmente na Universidade de Indiana, depois na Universidade do Alabama, e, posteriormente, a partir de 2021, na Universidade de Miami – tinha demonstrado que os suínos eram os doadores mais aptos, desde que submetidos a uma modificação genética que incluísse a inativação dos três genes produtores de açúcares, causa da rejeição hiperaguda.

Assim, em 2017, estimulado pelas publicações da equipe de Tector, propus a Jorge Elias Kalil Filho, meu colega desde o início da Unidade de Fígado do HC, e a Rodrigo Vianna, cirurgião brasileiro que, como já mencionei, é diretor do Miami Transplant Institute, que fôssemos visitar o serviço de Tector no Alabama.

Convencidos pelo que presenciamos, nós lhe fizemos um convite para conhecer nossa equipe e nosso laboratório no Brasil e, eventualmente, dar início a uma colaboração científica entre os dois grupos. Naquele mesmo ano, Tector esteve conosco por cerca de uma semana, conheceu Mayana Zatz, coordenadora do Centro de Estudos do Genoma Humano e Células-Tronco da USP (CEGH-CEL), e se impressionou com o que já havíamos alcançado empregando outras técnicas para obter órgãos adicionais, como a descelularização e recelularização de estromas.

Cabe aqui falar um pouco da minha associação com Mayana Zatz.

Nós nos conhecemos quando tentávamos fazer a revascularização de órgãos sólidos, mas nosso relacionamento profissional se consolidou de fato quando lhe apresentei o projeto do xenotransplante. A partir de então, somos como a mão e a luva. Ela transborda conhecimentos genéticos e contribui com ponderação e equilíbrio; eu, com experiência cirúrgica, entusiasmo, visão grande-angular e pertinácia. Transitamos com sucesso entre as instituições de fomento graças à fama e excelência de nosso trabalho pregresso.

Entretanto, necessitávamos de recursos iniciais para fazer um eventual projeto deslanchar, mesmo sem termos nos dedicado ao tema e, portanto, ainda sem resultados. Mais uma vez *invisible hands* me mostraram o caminho.

Em 2017, o então presidente da ANM era Jorge Alberto Costa e Silva, meu amigo de longa data.

Sabendo do projeto e de nossa necessidade de recursos, ele se ofereceu para me apresentar seu amigo Carlos Sanchez, CEO e proprietário da empresa farmacêutica EMS, maior produtora de medicamentos genéricos do Brasil. Aceitei a sugestão e convidei a ambos para um jantar em minha casa.

Naquela noite, falei todo o tempo a respeito do projeto e das dificuldades que estávamos encontrando para conseguir um apoio financeiro inicial. No fim do jantar, tomando um café *macchiato*, tradicional da casa, Sanchez me perguntou: "De quanto o senhor precisa?". E eu lhe respondi: "De dois milhões de dólares". Ele tranquilamente retrucou: "Estão à sua disposição. Procure-me na semana que vem em Hortolândia, desejo lhe mostrar minha fábrica". Dito e feito: fui ao seu encontro, admirei a fábrica e sua organização de trabalho, e acertamos os detalhes, criando as condições para iniciar o projeto.

Peço agora ao leitor uma paciência extra para ler os pormenores da minha atividade atual no xenotransplante, mais numerosos do que, por exemplo, aqueles dos transplantes pioneiros que realizei. Acredito que essa diferença ocorra por estar vivendo *pari passu* a experiência da tentativa da realização desse último *impossible dream*.

Em 2018, com os recursos iniciais obtidos graças à EMS, reunimos uma equipe de geneticistas, imunologistas, cirurgiões e clínicos. Adotando o método de liderança emergencial, nos dedicamos ao desenvolvimento do projeto "Sistematização do Método de Xenotransplante no Brasil", hoje com 31 pesquisadores no CEGH-CEL e doze transplantadores clínicos e cirurgiões no InCor.

Com os resultados preliminares, solicitamos apoio e fomos atendidos por várias instituições de financiamento à pesquisa, como a Fundação de Amparo à Pesquisa do Estado de São Paulo (Fapesp); o Ministério da Ciência, Tecnologia e Inovações (MCTI); o Governo do Estado de São Paulo, por meio da Secretaria de Desenvolvimento Econômico, Ciência e Tecnologia do Estado de São Paulo, a Universidade de São Paulo (USP) e a Financiadora de Estudos e Projetos (Finep).

Para o desenvolvimento do projeto, distribuímos os pesquisadores de acordo com sua área de atuação. No CEGH-CEL atuam as equipes de biologia molecular e embriologia, responsáveis pela sistematização da engenharia genética que consiste na inativação de genes imunogênicos responsáveis pelos fenômenos de rejeição em humanos, produção de embriões suínos clonados e cultura de fibroblastos.

Construímos na Cidade Universitária dois biotérios para suínos com nível de biossegurança dois (NB2) – moderado risco individual e limitado risco para a comunidade –, sendo um por biomódulos com capacidade para dez animais numa das unidades do CEGH-CEL; e outro, maior, capaz de abrigar cerca de quarenta animais, no Instituto de Pesquisas Tecnológicas (IPT). Além disso, construímos uma granja para suínos em Piracicaba, destinada à criação de animais silvestres cuja descendência será desenvolvida nos biotérios NB2.

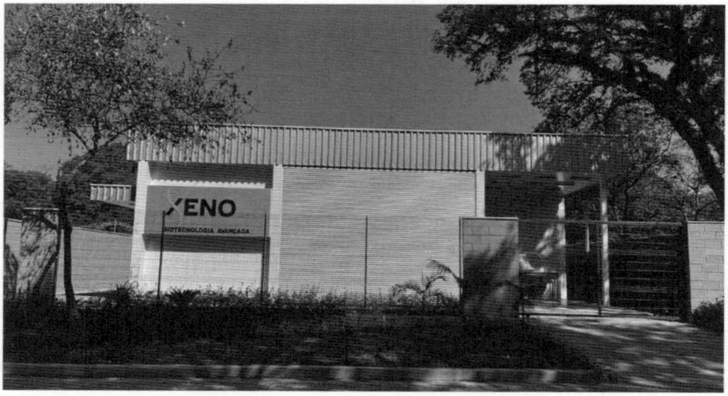

Pig facility por biomódulos para suínos geneticamente modificados.

Devido ao trabalho de transferência de embriões, acompanhamento da gestação da matriz silvestre (a barriga de aluguel que está apenas gestando o suíno) e supervisão dos leitões recém-nascidos, a equipe de veterinária realiza suas atividades no biotério modular. Entretanto, futuramente essa equipe será ampliada para atender também às funções previstas para as instalações no IPT e em Piracicaba, quando de suas inaugurações.

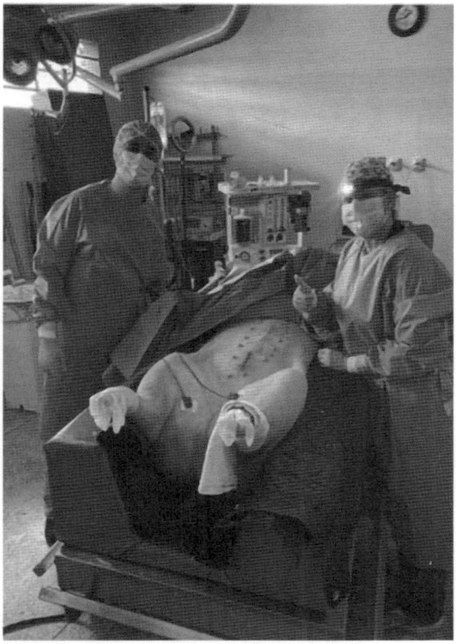

Pesquisadores realizando a transferência de embriões clonados para matrizes silvestres.

A equipe de imunologia realiza suas atividades no laboratório de imunologia do InCor, chefiado pelo prof. Jorge Kalil, sendo responsável pela prova cruzada HLA/SLA e, futuramente, pelos esquemas imunossupressores. O teste de prova cruzada determina o risco imunológico de um receptor com um doador em potencial específico, garantindo que não haja anticorpos circulantes relevantes para o transplante no receptor direcionados contra antígenos do doador.

A equipe pré-clínica também atua no InCor. Diante da dificuldade de realizar experiências em primatas não humanos no Brasil, desenvolvemos no laboratório de bioengenharia do InCor, liderado pelo dr. Luiz

Fernando Caneo, um sistema isolado de perfusão prolongada normotérmica para estudar o comportamento dos órgãos suínos perfundidos com sangue humano. Após alguns experimentos, constatamos que tal sistema não nos fornecia a acurácia desejada.

Assim, para melhor atingir o objetivo programado, importamos uma máquina de perfusão prolongada da empresa italiana Aferetica que registra dados em tempo real. Dessa forma, será possível documentar todas as variáveis na medida em que ocorrem durante a perfusão.

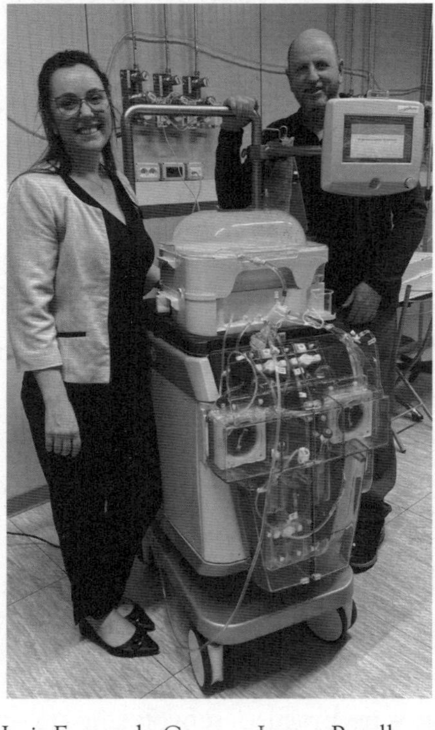

Luiz Fernando Caneo e Luana Pegollo ao lado da máquina de perfusão PerLife.

Para avaliar a imunogenicidade dos órgãos que viermos a produzir, isto é, se evitarão a resposta imune, eles serão perfundidos, sucessivamente, com sangue suíno e sangue humano. Se, após uma perfusão prolongada com sangue humano, os órgãos suínos geneticamente modificados em nosso laboratório não mostrarem sinais histopatológicos de rejeição hiperaguda nas biópsias seriadas e/ou alterações bioquímicas no perfusato, estaremos eticamente autorizados a realizar o xenotransplante com esses órgãos. De início, tal procedimento será feito em humanos descerebrados — cuja família, evidentemente, deverá nos fornecer uma autorização para uso experimental do corpo — e, a seguir, em receptores hipersensibilizados em lista de espera, com baixa probabilidade de receber um alotransplante, isto é, o transplante de um órgão de doador humano falecido.

A equipe de córnea, liderada pelo prof. Rubens Belfort Junior, realiza experimentos para preservação e aproveitamento de córneas suínas no Instituto Paulista de Estudos e Pesquisas em Oftalmologia (IPEPO), também conhecido como Instituto da Visão da Universidade Federal de São Paulo.

Em 2023, segundo a ABTO, no Brasil estavam ativos em lista de espera 25 mil pacientes para transplante de córnea. Lembro que, se houver indicação para transplante e o procedimento não for realizado, o paciente pode evoluir para cegueira.

No laboratório dedicado ao xenotransplante, no CEGH, chefiado pelo prof. Ernesto Goulart, sistematizamos a engenharia genética e produzimos clones que estão sendo transferidos para matrizes silvestres. Em 2023, a equipe de embriologia supervisionada pela dra. Ligiane Leme produziu mais de dez mil embriões de suínos clonados, enquanto a equipe supervisionada pela dra. Michelle Araujo realizou cerca de vinte transferências para as matrizes silvestres, inserindo via laparotomia duzentos embriões em cada uma.

Apesar de nossos esforços, nenhuma matriz fecundada com embriões clonados chegou a termo. Assim, a fim de verificar qual procedimento do protocolo estaria causando esse insucesso, fecundamos por fertilização *in vitro* embriões de suínos não modificados e os transferimos por laparotomia para uma matriz silvestre. Em 3 de março de 2025, com o nascimento de três suínos, tivemos a satisfação de constatar que o processo de transferência não era a causa de nosso insucesso. Os próximos passos serão repetir a clonagem de embriões, mas agora geneticamente modificados, e transferi-los para matrizes silvestres.

Em 2024, percebi que nos faltava, entre outros detalhes técnicos, o *know-how* sobre alguns tempos fundamentais para a evolução do projeto. Por exemplo:

como administrar hormônios nas matrizes silvestres de tal forma que a transferência dos embriões ocorresse no momento adequado do ciclo hormonal (estro) da barriga de aluguel; como efetuar o manuseio adequado da micropipeta para introduzir material genético no núcleo do embrião a ser clonado etc.

Decidi então promover um acordo de cooperação científica com a Makana, empresa fundada por Joseph Tector, pelo qual ele nos enviaria um técnico para resolver aqueles pequenos problemas, e sobretudo células com modificação genética mais recente do que as TKO que estávamos usando, com nocaute – a inativação – de três açúcares imunogênicos suínos causadores de rejeição em humanos. As células mais recentes, aquelas que pleiteamos, são TKO+1, ou seja, apresentam o nocaute adicional de um gene que aumenta a receptividade imunológica do enxerto suíno no receptor humano.

Assim, nós o convidamos para uma segunda visita ao Brasil, a fim de rever nossa equipe, nosso laboratório e nossos biotérios NB2, e sobretudo discutirmos o acordo de cooperação. Nessa visita, ocorrida no final de novembro de 2024, Tector se surpreendeu com a qualidade de nossas novas instalações e o avanço de nosso projeto. Durante sua apresentação no InCor, soube que no serviço de transplante renal do HCFMUSP, dirigido pelo prof. Elias David Neto, realizam-se em média 180 transplantes por ano, e existem em lista 1.500 inscritos, dos quais 750 hipersensibilizados, o que descarta a possibilidade de serem alotransplantados. Com base nesses dados, sugeriu-nos fazer, em conjunto, no momento oportuno, um estudo controlado com os pacientes inscritos na lista do HC, o qual certamente poderá conferir uma repercussão internacional à pesquisa brasileira.

Inicialmente serão realizados alguns casos, usando a modificação TKO+1 em pacientes descerebrados. Se os resultados forem superiores ou iguais aos melhores obtidos nos Estados Unidos nas mesmas condições, poderemos avançar para a fase seguinte, ou seja, xenotransplantar pacientes inscritos no HC com indicação "por compaixão". Serão escolhidos entre os hipersensibilizados, ou seja, sem esperança de receber um alotransplante e que tiverem apresentado um resultado adequado no teste de prova cruzada HLA/SLA.

Abro um parêntese aqui, um dos muitos de que me vali ao longo deste relato.

Nosso ponto de vista em relação à importação de *know-how* estrangeiro difere daquele dos órgãos financiadores de projetos no Brasil. Concordo que não se justifica importar *know-how* no início de um projeto, uma vez que iniciativas desse tipo inibem o desenvolvimento científico local. A meu ver, porém, nada impede que equipes mais experientes, como a nossa, o façam — depois de anos dedicados a uma pesquisa, os cientistas se veem às voltas com dificuldades pontuais já superadas por outras equipes no exterior com dezenas de anos de experiência, e a colaboração é mais do que pertinente. Entretanto, não é essa a intepretação da Fapesp e de outros órgãos de financiamento. Estamos argumentando e aguardando uma resposta. Caso seja negativa, recorreremos novamente à iniciativa privada.

Em resumo, a segunda vinda de Joseph Tector abriu perspectivas muito interessantes para o projeto sobre xenotransplante e para a pesquisa de ponta no Brasil.

Em maio de 2025, o ministro da Saúde, Alexandre Padilha, anunciou em cerimônia pública a concessão de importante soma de recursos ao projeto xenotransplante por meio do Programa de Desenvolvimento e Inovação Local (PDIL), citando minha coordenação geral e o fato de ter realizado o primeiro transplante de fígado com doador falecido da América Latina e o primeiro transplante de fígado intervivos da literatura.

Nos últimos anos, foram realizados nos Estados Unidos dois xenotransplantes de coração e quatro de rim. A sobrevida dos transplantados de coração foi ao redor de sessenta dias após o procedimento, devido à rejeição do órgão transplantado.

Os dois primeiros pacientes que receberam um rim suíno faleceram respectivamente 56 e 47 dias após o procedimento. Os dois pacientes mais recentes que se submeteram aos xenotransplantes de rim continuam vivos no momento em que concluo estas memórias, em agosto de 2025, com função renal preservada.

No dia 18 de dezembro de 2024, o *New York Times* publicou uma foto do terceiro caso de xenotransplante de rim realizado em novembro nos Estados Unidos pela equipe do prof. Robert Montgomery. Tratava-se de uma paciente portadora de insuficiência renal crônica, em hemodiálise havia oito anos. Ela teve alta, estava em casa, afirmando "nunca me senti melhor". Entretanto, em 12 de abril de 2025, passados 130 dias do xenotransplante, a equipe foi obrigada a realizar a retirada do enxerto, após constatação de sinais de rejeição. A paciente continua viva, e voltou à hemodiálise.

No dia 25 de janeiro de 2025, a equipe liderada pelo nefrologista brasileiro prof. Leonardo Riella realizou no Massachusetts General Hospital, em Boston, o quarto xenotransplante de rim. Segundo Riella, o paciente apresentava boas condições clínicas para aceitação do xenoenxerto, uma vez que estava em lista de espera fazia poucos meses e não havia se submetido a alotransplante anterior. Em 9 de junho, o paciente estava bem em casa e não apresentava sinais de rejeição ao xenoenxerto.

Todos esses xenotransplantes foram realizados com indicação por compaixão, ou seja, quando não existe outra alternativa terapêutica para atender o paciente. Entretanto, em fevereiro de 2025, a Food and Drug Administration (FDA) autorizou estudos controlados em seis casos empregando suínos da United Therapeutics com dez modificações genéticas e três casos empregando suínos da eGenesis com 69 modificações genéticas.

Creio que estamos no início de uma nova fase do transplante de órgãos sólidos. Os resultados obtidos nos Estados Unidos com os primeiros xenotransplantes são mais animadores do que foram os resultados iniciais do alotransplante. De fato, o primeiro alotransplante de coração realizado pela equipe de Christiaan Barnard, em 1967, sobreviveu apenas dezoito dias, enquanto o primeiro xenotransplante de coração realizado pela equipe de Bartley Griffith, em 2022, sobreviveu sessenta dias.

29

ALGUNS SUSTOS PELO CAMINHO

Escrever estas memórias me ajudou muito na longa convalescência da covid-19. Enquanto o corpo se recuperava, a cabeça trabalhava.

Estávamos em maio de 2024, e eu peguei covid pela segunda vez. Entrei no hospital acometido por uma grave infecção pulmonar seguida de três broncopneumonias. Superado o quadro infeccioso pulmonar, restava tratar a estenose da válvula aórtica, queixa inicial que me levara a procurar assistência médica três meses antes. Foi resolvida em 45 minutos pelo dr. Vinicius Esteves, por meio de um cateterismo femoral (TAVI - *Transcatheter Aortic Valve Implantation*).*

Cheguei a pensar que não voltaria para casa. Só fui ter alta três meses depois, em agosto, às vésperas do meu aniversário de 94 anos. Sobrevivi graças à competência da excelente equipe que me acompanhou no Hospital Vila Nova Star, coordenada pelo dr. Carlos Serrano. Por ordem cronológica, fui atendido pelos médicos Paulo Pêgo, Fabio Jatene, David Uip, Carlos Carvalho, Eduardo Moura, Antonio Luiz Macedo, Vinicius Esteves, Henrique Pinesi, Miguel Srougi e Eduardo Mutarelli. Eles me tiraram do fundo do poço e me içaram à superfície.

Desde que voltei para casa, tenho me dedicado a uma rotina de recondicionamento físico — faço

---

* "Implante transcateter de válvula aórtica."

diariamente fisioterapia respiratória e motora, vivendo agora meus 94 anos com disposição física de 94 anos... Ao passo que, até o baque da covid, me gabava de me sentir um garoto de 70. Felizmente, minha aptidão mental persiste inalterada, tanto que escrevi estas memórias ao longo desses últimos meses.

Mas não reclamo. Graças a essa recuperação, resisti bem a outro susto, esse em 2025.

Como médico, me sinto na obrigação de descrever com precisão o que me aconteceu. Em março de 2025 comecei a perceber os sintomas de um sangramento digestivo alto que já se fizera presente em 2023. À época, uma endoscopia mostrou a origem: o rompimento de uma pequena artéria no centro de uma úlcera aguda na porção superior da parede posterior do estômago. Naquela ocasião, o caso foi debelado por meio de um campleamento endoscópico do coto da artéria sangrante.

Neste março de 2025, em plena redação destas memórias, o sangramento voltou e parecia mais abundante. A pressão baixou – o que não ocorrera no episódio anterior – e senti que não poderia escapar do hospital. Do pronto-socorro, fui encaminhado à UTI, onde o dr. Eduardo Moura acompanhou a distância a endoscopia para o clampeamento da úlcera aguda sangrante, dessa vez localizada na porção inferior da parede posterior do estômago. Fiquei mais seis dias na UTI, para reposição de sangue e endoscopia de controle. Agora, em casa, continuo com dieta branda e fisioterapia, à qual acrescentei cinco minutos de marcha em esteira seis vezes por dia.

É natural que na minha idade, com esses sobressaltos, eu passe a ver o horizonte da finitude se aproximando e reflita sobre temas filosóficos. As religiões, por exemplo, me parecem tão sedutoras porque atendem nossa inegável ansiedade por identificar o criador de tudo, enquanto ao mesmo tempo nos falta a capacidade de compreender esse mistério.

Não faz muito tempo, assisti pelo YouTube ao diálogo de uma hora entre o então presidente Barack Obama e o naturalista britânico David Attenborough — outro longevo, nascido em 1926. A conversa, que ocorreu em 2016, foi registrada pela BBC.

Depois de ouvir o naturalista descrever aspectos deslumbrantes da vida dos animais na terra, no mar e no ar, Obama o surpreendeu com uma pergunta: "O senhor acredita em Deus?".

Attenborough, após se refazer da surpresa, respondeu: "Presidente, sobre isso, vou contar-lhe um *insight* que tive na Austrália ao estudar a vida das térmitas que ali constroem cupinzeiros muito altos, de até três metros. Subi num andaime e cortei a parte superior de um dos mais altos cupinzeiros, de modo que pude espiar, como desejava, a vida das térmitas na intimidade de sua moradia. Maravilhei-me com a ordem, a limpeza, os cuidados com a rainha e com as pupas recém-nascidas, e sobretudo com a atenção que davam à câmara de fermentação na qual depositavam fragmentos de folhas trazidos do exterior, e que em condições adequadas de umidade e temperatura produzem fungos dos quais se alimentam. Senhor presidente, ao me deslumbrar com toda essa ordem e harmonia, percebi que, sendo as térmitas cegas, não poderiam ver nem imaginar que um primata superior as observava por um orifício no cume de seu cupinzeiro. Da mesma forma eu imagino que nós, humanos, a despeito das incríveis maravilhas de que somos capazes, não temos meios para identificar, perceber e entender a entidade superior que tudo rege no universo. Consequentemente, sou agnóstico e não ateu".

Faço minhas suas palavras.

30

CONSIDERAÇÕES FINAIS

Ao analisar minha vida longeva de 95 anos – sendo 83 dedicados ao estudo e ao ensino –, identifico alguns princípios que desejo passar aos que pretendem trilhar caminho semelhante:

- Organizem prospectivamente uma agenda diária e tentem mantê-la a qualquer custo.
- Valorizem o que está escrito sob o relógio de um antigo edifício em Londres: "Nenhum minuto que passou volta, tome cuidado para não fazer nada em vão".
- Orientem seu trabalho sabendo que no Brasil já é possível realizar projetos de pesquisa na fronteira do conhecimento, inclusive em medicina.
- Não hesitem em tentar alcançar seus *impossible dreams* – eles podem se tornar realidade.
- Sejam sinceros com seus objetivos. Antes de mais nada, é preciso defini-los muito claramente. Não se esqueçam do conselho de Sêneca, de que já falei no início destas memórias e que agora repito: "Não existe vento favorável para o marinheiro que não sabe para onde vai".
- Eduquem suas mentes para atuar a partir de raciocínios horizontais. Insisto, é preciso descartar raciocínios verticais que não produzem novas ideias, apenas aperfeiçoam outras semelhantes, preexistentes – não são criativos. Os raciocínios horizontais, pelo contrário,

associam duas ideias diferentes entre si e criam uma terceira, inédita.

- Se possível, alternem atividade experimental com trabalho clínico. É inegável que essa associação potencializa os resultados, tanto do trabalho clínico quanto do experimental. No clínico, definem-se as perguntas que são respondidas no trabalho experimental e, neste, surgem ideias e técnicas inéditas que poderão ser aplicadas no trabalho clínico.
- Aceitem eventuais insucessos em sua atividade cirúrgica, lembrando que o progresso da cirurgia ocorre pela correção de pequenos detalhes, causa de insucessos anteriores.
- Saibam que para cada etapa superada abre-se um novo horizonte, com obstáculos e atalhos inesperados que em geral nos orientam para uma direção diferente daquela traçada inicialmente. Assim, devemos aceitar o caráter errático da evolução de nossas pesquisas, talvez também de nossa carreira médica e muitas vezes de nossa própria vida.
- Tentem alcançar o máximo, lembrando, porém, o ditado *When flying in intergalactic ecstasy, don't forget your zip code*, ou seja – e aqui não traduzo, mas interpreto –, enquanto estiverem lutando pelo impossível, não esqueçam suas obrigações cotidianas.

- Vivam intensamente o presente, evitando a tendência de viajar para o futuro num trem-bala sem admirar as paisagens que se sucedem ao longo do caminho.
- Tentem trabalhar sempre em equipe, empregando a liderança emergencial. Se tiverem a oportunidade, exerçam-na de forma a transformá-la em fonte de amizade, tratando cada assistente como um filho intelectual. Assim fazendo, além de manter com facilidade o grupo em direção ao objetivo comum, receberão como *feedback* uma amizade espontânea e sincera.
- Pelo exemplo, transmitam aos mais jovens os valores que a vida lhes mostrou como os mais importantes. Saibam que, mais cedo ou mais tarde, seus alunos poderão substituí-los e, enquanto chefes, adotarão muitas de suas características comportamentais e intelectuais.
- Durante a pré-adolescência de seus filhos e netos, reúna-os semanalmente, ministrando-lhes aulas sobre temas de cultura geral, como a origem da vida, a evolução das espécies, astronomia. Se não tiverem competência para isso, convidem alguém capaz de fazê-lo.
- Aproveitem a facilidade que oferece a internet para se atualizar em assuntos gerais, assistindo conferências e debates sobre os temas mais relevantes no momento.

- Mantenham uma atividade física — o método Pilates é muito adequado a qualquer idade.
- Cultivem um hobby — o meu são aquários marinhos.
- Por fim, saibam que tudo que fizermos terá muito mais valor se permeado por amor — isso é importante sobretudo para nós, médicos, uma vez que o atendimento com caridade representa a verdadeira meta da nossa profissão.

P.S.: Tendo em vista os resultados de experiências recentes sobre epigenoma e envelhecimento, considerem tomar diariamente 1 grama de metformina e 550 miligramas de resveratrol.

De um ponto de vista mais abrangente, sugiro:

- Programem suas vidas, sabendo que poderão chegar aos 90 ou 100 anos.
- Valorizem a vida, vivendo cada um dos dias adicionais do terceiro ato como uma dádiva, já que a muitos ela é negada.
- Aceitem como inevitável a percepção de finitude e de solidão que permeia esse acréscimo, transformando-o em estímulo para uma criatividade mais experiente.
- Valorizem o fato de que fomos criados de forma muito generosa. Sem a antevisão do futuro, somos mais produtivos e podemos desenvolver esperança, fé e pertinácia. Não

saber se seremos ou não bem-sucedidos confere um inigualável sabor de aventura ao nosso percurso. Sim, aventura – cujo verdadeiro significado é a procura do desconhecido.

- Valorizem o componente emocional de suas vidas, que com o decorrer do tempo ganha diferentes matizes. De fato, se observarmos o pôr do sol, veremos que nele aparecem as mesmas cores da aurora: vermelho, rosa, azul e branco – quem sabe com menos luz –, mas sempre desenhando um espetáculo deslumbrante.
- Concluindo, cito o filósofo norte-americano Noam Chomsky, que, aos 95 anos, no fim de uma entrevista ao renomado jornalista Piers Morgan, afirmou: "Desejo ser lembrado pela frase *He did his best*". Eu também estou tentando fazer o meu melhor.

31

CRONOLOGIA

1930	Nasce Silvano Raia em São Paulo, no dia 01/09/1930
1937	Viaja à Itália com a família a fim de aprender italiano
1941-5	Curso ginasial no Colégio São Luís
1946	A família se transfere para os Estados Unidos
1947-50	Ensino médio no Colégio São Luís
1951	Ingressa na Faculdade de Medicina da USP
1951-5	Leciona zoologia no Curso Preparatório Oswaldo Cruz
1954-6	Trabalha como instrumentador no serviço de Edmundo Vasconcelos
1956	Forma-se na FMUSP
1957-9	É encarregado do curso de Embriologia e Histologia do Aparelho Digestivo
1958	Conhece Lina Assumpção
1958-9	É encarregado do curso de fisiologia
1959-60	Atua como assistente da disciplina de Anatomia Descritiva e Topográfica
1960-3	Atua como assistente da disciplina de Anatomia Patológica
1960	Casa-se com Maria Teresa Ippolito
1961	Nasce Virgínia Raia, filha única de Silvano com Maria Teresa
1964	Viaja a Londres, para estagiar na Liver Unit

1965	Desquita-se de Maria Teresa
1965	Retorna ao Brasil para defender a tese de doutorado na FMUSP
1966	Defende o doutorado
1966	É nomeado professor assistente doutor da FMUSP
1966	Retorna a Londres
1967	Recebe PhD pela Universidade de Londres
1967-70	Trabalha na Clínica de Moléstias do Aparelho Digestivo, dirigida por Edmundo Vasconcelos
1968	Recebe o Prêmio LAFI
1970-3	Cria a Utives, grupo na disciplina de Moléstias do Aparelho Digestivo, a cargo de Arrigo Raia, no qual trabalha por três anos
1970	Reencontra Lina Assumpção
1972	Trabalha como professor assistente doutor na cadeira de Cirurgia de Moléstias do Aparelho Digestivo
1973	Nasce Ana Raia, primeira filha de Silvano e Lina
1975	Cria a Unidade de Fígado do HCFMUSP
1976	Nasce Paula Raia, caçula do casal Silvano e Lina
1978	Obtém o título de professor adjunto de Cirurgia Experimental pela FMUSP

1978	Obtém o título de livre-docente em Cirurgia Experimental pela FMUSP
1978	Obtém o título de livre-docente em Clínica Cirúrgica pela FMUSP
1981	Assume o cargo de professor titular de Cirurgia Experimental da FMUSP
1982-6	Assume a direção da FMUSP
1983	Assume o cargo de professor titular em Cirurgia do Aparelho Digestivo da FMUSP
1985	Realiza o primeiro transplante de fígado com doador falecido da América Latina
1986	É instituída a Fundação Faculdade de Medicina (FFM)
1988	Realiza o primeiro transplante de fígado intervivos da literatura
1990-4	Preside o Conselho Deliberativo da ABTO
1991	Ingressa na Academia Nacional de Medicina (cadeira 30)
1991	Separa-se de Lina
1993-5	Atua como secretário da Saúde da Prefeitura de São Paulo
1998	Morre Virgínia Raia
2000	Aposenta-se do HCFMUSP
2000	Casa com Patrícia Noci (24/12/2000)
2002-6	Chefia a Unidade de Transplante do Hospital Israelita Albert Einstein

2011 É nomeado coordenador executivo do Conselho Técnico Consultivo do Comitê Estratégico do Ministério da Saúde

2012-8 Desenvolve o projeto Centro Integrado de Pesquisa e Ensino em Transplante de Órgãos (CIPETRO)

2012 Divorcia-se de Patrícia Noci

2015 É nomeado coordenador executivo das ações para desenvolvimento, capacitação e assistência de novas modalidades de transplantes, bem como do desenvolvimento de novas equipes para transplante

2016 Desenvolve a Campanha Nacional "Gesto de Herói – o poder de doar vida"

2017-9 É eleito presidente da Seção de Cirurgia da Academia Nacional de Medicina

2018 Inicia o projeto de xenotransplante no Brasil (atualmente em curso)

2020 É eleito membro honorário da Academia Paulista de Medicina

AGRADECIMENTOS

Agradeço a Maria Emilia Bender e Thereza Pinheiro pela revisão do texto e compilação deste livro.

Agradeço a minhas filhas e meus netos por seus depoimentos generosos.

Agradeço a todos que participaram das vivências que relato em minhas memórias, particularmente aos que auxiliaram a realizar meus *impossible dreams*.

Agradeço o apoio dos meus amigos Carlos Sanchez e Gilberto Bomeny.

Em particular, agradeço a minha assistente, Stephanie Matos, pela dedicação e paciência nas revisões do texto.

Agradeço a Editora Labrador pelo cuidado e esmero na publicação deste livro.

Finalmente, agradeço aos leitores que se interessaram por ele.

REFERÊNCIAS

1. Hasselmann H, Junqueira LC, Michel K, Menezes JR de, Raia S, Sesso A. Über eine Methode zur mikrokinematographischen Untersuchung der Sekretiosvorgänge im pankreas der weißen maus. *Mikroskopie.* 1953;8:400.
2. Raia, S. Histochemistry of bile pigments in the cholestatic liver and with special reference to its correlation with lysosomal B-glucoronidase. 1967. [Doctor of Philosophy Thesis]. University of London, London, 1967.
3. Raia S. Histochemical Demonstration of Conjugated and Unconjugated Bilirubin using a Modified Diazo-reagent. *Nature*, v. 205, p. 304-305, 1965. DOI: 10.1038/205304a0.
4. Raia S, Mies S, Macedo AL. Surgical treatment of portal hypertension in schistosomiasis. *World Journal of Surgery*, v. 8, n. 5, p. 738-752, 1984. DOI: 10.1007/BF01655771.
5. Raia S, Kreel L. Gas-distension, double-contrast duodenography using the Scott-Harden gastroduodenal tube. *Gut*, v. 7, n. 4, p. 420-424, 1966. DOI: 10.1136/gut.7.4.420.
6. MIES, S.; RAIA, S. . Anatomic Resection of Liver Segments V and VI. *Surgery*, v. 103, p. 374-375, 1988.
7. Raia, S. Assistência hepática temporária: fluxo de comunicação com receptor anepático. Tese de Livre-docência – Faculdade de Medicina da Universidade de São Paulo, São Paulo, 1978.
8. Raia, S. Descompressão portal seletiva na Esquistossomose Mansônica. Tese de Livre-docência – Faculdade de Medicina da Universidade de São Paulo, São Paulo, 1978.
9. RAIA S, NERY JR, MIES S. Liver transplantation from live donors. *The Lancet*. v. 334, n. 8661, p. 497, 26 de ago. 1989. DOI: 10.1016/s0140-6736(89)92101-6. PMID: 2570198.
10. Laureano Pavan, C., Fernandes de Godoy, M. ., Tiemi Miyazaki, E. ., Martins Alves da Silva, R. de C. ., Goes, C. H. de ., Castiglioni, L. ., & Silva, R. F. da. Influência de Fatores Clínicos e Psicossociais na Aceitação de Órgãos não Humanos em Transplantes: Xenotransplantes. *Brazilian Journal of Transplantation*, v. 25, n. 4, 2022. Recuperado de https://bjt.emnuvens.com.br/revista/article/view/481
11. Aslan Dogan B, Ozden G, Dolu S, Mese M, Akbulut S. Evaluation of knowledge, attitude, and awareness of liver transplant patients toward xenotransplantation. *Xenotransplantation*, v. 31, n. 1, 2024. DOI: 10.1111/xen.12844.

FONTE Goldy Old Style, Playfair Display
PAPEL Ivory 65g
IMPRESSÃO Paym